KB010739

아름다움을 위한
피부와 건강

아름다움을 위한
피부와 건강

문범윤 / 방주

"젊음의 척도는 나이가 아닌 상태다."

아름다움을 위해
언제까지 껍데기만 신경 쓸 것인가?
불로(不老)가 점점 가능해져가는 시대,
최강 동안 피부과 의사가 들려주는
피부와 건강 이야기

뱅크북

우리는 모두 아름답습니다.

피부는 엔트로피로부터 이 아름다운 인간의 육체를 지키는 최전방입니다.

오늘도 엔트로피와 싸우며 살아가는 모든 아름다운 사람들에게 이 책을 바칩니다.

프로필

** 저자 닥터 엔트로피 문범윤 **

피부과 의사이며, 현 '다이브 클리닉' 대표원장. 동국대학교 의과대학을 졸업하고 동국대학교 의료원 수련의를 거쳤다. 전 아비쥬의원 명동점 원장과 예쁨주의쁨의원 일산점 원장을 재직했다. 대한 미용의사회 정회원, 대한 리프팅 연구회 정회원, 대한 일차진료의학회 정회원, 대한 미용성형레이저의학회 정회원, 한국피부비만성형학회 정회원이다.

닉네임 '닥터 엔트로피(Dr. Entopy)'는 엔트로피가 우주의 작동 원리이자 노화의 근본 원인이기 때문으로, 피부과는, 그리고 기본적으로 의술은 엔트로피와 맞서는 일이기 때문에 그것을 사명이라 생각하여 정한 닉네임이다. 이 우주에서 기적적으로 탄생한 인간은 그 자체로 우주와 지구를 담고 있으므로 아름다움이란 인류 전체가 가진 속성이며, 그것을 더욱 발전시키고 가꾸는 것이 미용이라 생각한다. 결국 중요한 것은 소프트웨어, 즉 내면이지만 외면의 컨디션을 최상으로 유지함으로써 내면의 긍정성을 확대할 수 있다는 생각 하에 피부과 의사로서의 사명감과 의의를 가지고 있으며, 종합적인 안티에이징에 관심이 높다. 그동안 연구해 온 진정한 의미의 아름다움과 종합적인 안티에이징에 대한 이야기를 책으로 펴냈다.

entrop

** 기획작가 **방주** **

한국예술종합학교 연극원 무대미술과를 졸업했으며, 이화여자대학교 대학원 디지털미디어 영상콘텐츠학과를 수료했다. (김원용 교수 밑에서 수학했다.) 2002년 서울문학에서 ['소년기']를 발표하며 등단했다. 같은 해 클레이애니메이션 [베이비토피아]의 시나리오를 썼는데, 이 작품은 2002년 제 4회 서울 국제 청소년영화제 대상, 2002년 제3회 삼성전자 디지털 창작제 우수상, 2003년 독일 베를린 청소년 미디어영화제 은상을 수상했다. 2002년 제1회 미장센 단편영화제 본선, 2002년 제3회 미국 산디에이고 아시아 영화제 본선 [SDAFF], 2003년 제2회 미국 멜러스 영화제 본선[AFFD], 2003년 제7회 독일 하노버 up-and-coming 영화제 본선에 진출하기도 했다. 2012년에 방송된 KBS 드라마 〈넝쿨째 굴러온 당신〉 보조작가로도 활동했다. 2017년 소설 〈푸른 화가의 진실〉을 발표했다.

시작하는 말

아름다움을 볼 줄 아는 사람은 늙지 않는다
-프란츠 카프카-

인간의 영원한 꿈, 불로불사(不老不死),
뒤의 두 자는 아직 힘들지만, 앞의 두 자는 점점 가능해지고 있다.

아름다움이란 무엇인가?
젊음을 유지하고 싶은가?
이 세상에 늙고 싶은 사람은 없다. 적어도 외모가 늙고 싶은 사람은 없을 것이다.
"사랑하는 사람과 늙어가는 게 소원이에요."
이런 건 영화나 드라마 같은 매체에 가끔 등장하는 대사이긴 하다. 하지만 '별에서 온 그대' 도민준이나, '트와일라잇 시리즈' 같이 인간을 사랑한 뱀파이어라면 모를까, 적어도 이 글을 읽는 사람 중에 도민준 같은 외계인이나, 인간을 사랑하는 뱀파이어가 있지 않다면 정말로 늙는 것이 소원인 사람은 없을 것이다.
의외로 불로(不老) 자체는 그렇게까지 불가능한 꿈은 아니다. 돈 혹은 정성 혹은 돈과 정성만 들이면 이제 외모는, 아니, 외모라는 것이 워낙 종합적인 것이니 피부에 해당하는 '인간의 껍질' 자체는 아주 오랫동안 젊은 외모로 방어 가능하다. 물론 가만히 있는다고 그렇게 되는 건 아니고, 나를 가꾸는 정성과, 현대 기술을 활용할 돈이 있어야 하겠지만 말이다.

하지만 이 '나를 가꾸는 정성'은 오직 피부라는 겉껍질에만 해당되는 것은 아니다. 이 피부라는 껍질은 결국 우리 인체를 이루는 표피에 불과하다. 나는 물론 이 껍질을 되도록 젊고 건강하게 오래 유지하는 일을 하고 있지만, 궁극적으로 우리가 '영원'까지는 아니더라도 '오랜 젊음'을 유지하려면 신경 써야 하는 건 피부라는 껍질만은 아니다.

그렇다면 이것을 채우는 것은 불가능한가? 물론 노화 자체는 멈추는 것이 불가능하다.* 하지만 그것을 지연시키는 방법은 얼마든지 있다.

우리가 젊음을 되도록 오래 붙들고 가기 위해서 필요한 것은 종합적인 '건강'이다. 젊음의 지표인 피부를 지키기 위해서도, 피부 관리를 위해 신경 써야 하는 것은 피부만이 아닌 것이다.

우리의 신체의 건강, 정신건강과 생활습관까지, 머리끝부터 발끝까지를 넘어서서 우리의 정신까지 모두를 신경 써야 진정한 의미에서 젊음을 되도록 길게 유지할 수 있다.

우리는 젊음을 유지하고 싶어 한다. 그 이유는 아마도, 젊음이 아름답기 때문일 것이다.

아름다움을 추구하는 이유는 무엇일까? 아마도 그것은 본능이기 때문이리라.

젊음을 되도록 길게 유지하는 것은 우주의 법칙이라고도 할 수 있는 '시간'과 싸우는 행위이다. 이것을 안티에이징이라 한다.

그럼 이렇게 아름다움, 피부, 건강, 안티에이징 등에 대한 관점과 생각들을 이 책을 통해 이야기해 보도록 하겠다.

---

* '노화의 원리-엔트로피' 118페이지 참조

차례

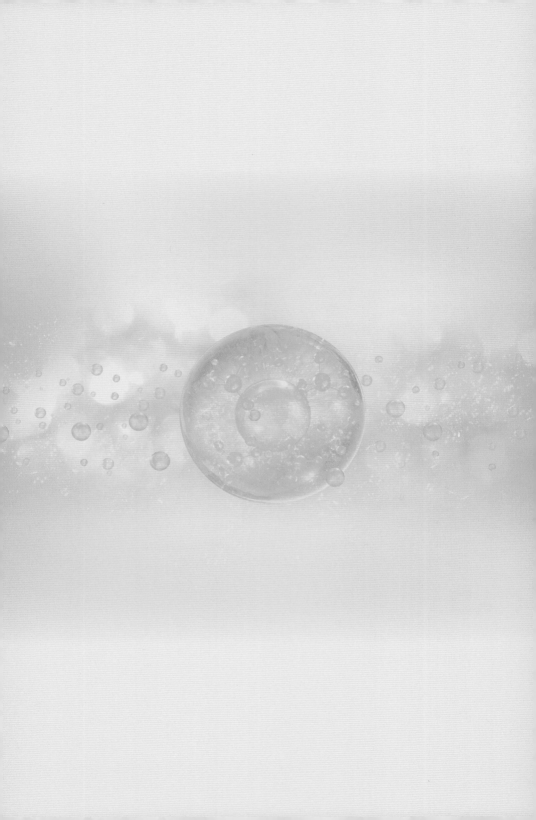

PART

1

아름다움, 그 가치에 대하여

아름다움을 이루는 중요한 요소,
얼굴에 대하여

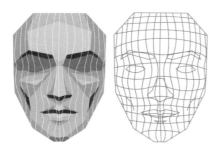

얼굴이란 무엇인가?

우리는 항상 얼굴에 관심이 많다. 관심사, 고민, 대화 주제의 많은 부분이 얼굴과 관련되어 있다. 특히, '아름다운 얼굴'과, '내 얼굴이 어떻게 해야 아름다워지는지'에 관심이 많다.

우리가 이처럼 많은 관심을 가지고 있는 얼굴, 이것은 무슨 뜻인가?

어원으로 살펴보면 '얼'은 영혼, 정신, 마음, '굴'은 골, 뼈, 꼴, 틀, 형의 의미를 가지고 있다.

즉, 얼굴은 영혼을 담는 그릇이다.

이 '얼굴'이 얼마나 중요하냐 하면, 사람의 뇌에는 얼굴을 인식하는 전용 부위가 있을 정도이다. 사람은 모두 얼굴에 담긴 정보를 읽어내는 일에 전문적인 기관을 둔 베테랑인 것이다. 정상 범주의 인간이라면 누구나, 처음 만난 사람일지라도 성별, 대략적인 연령대나 건강상태, 기분, 종, 유전적 근연관계(ex: 엄마랑 딸이 같이 있네? 어휴, 쟤는 엄마랑 똑같이 생겼다) 등을 순식간에 읽어낸다. 객관적으로는 눈 두 개 코 하나 입 하나로 다 비슷비슷할, 수치상으로는 아주 미세한 차이에 불과할 수많은 개개인을, 우리는 큰 어려움 없이 구분해 낼 수 있다. 분명 장원영이나 차은우도 눈 두 개, 코 하나, 입 하나로 수치상으론 우리들의 얼굴과 차이가 크지는 않을 것이나, 진짜로 도플갱어 급으로 닮지 않은 이상 정상 범주의 사람이라면, 즉 정상적으로 기능하는 시각세포와 뇌의 해석 능력을 지녔다면, 거울 속의 자신의 얼굴을 장원영이나 차은우와 확실히 구분해 낼 것이다. 다행히도(?) 나는 시각의 인지기능과 뇌의 해석 능력이 정상 범주라서, 거울 속의 나와 차은우의 차이를 아주 뼈저리게 느낄 수 있으니 말이다.

실제로 얼굴은 인체에서 많은 기능을 담당한다. (얼굴과 두피의 경계를 명확히 구분하긴 힘들지만) 두피를 제외한 전측면부에 해당하는 얼굴은 시각, 청각, 미각, 후각의 주요 감각을 통해 세상을 인지한다. 입과 코는 산소를 흡입하고 노폐물과 이산화탄소를 배출하는 가스교환의 관문이 되며 입은 입술과 혀와 이로 구성된 소화기간의 시작점이자, 소리의 형태를 만들어내는 발성기관의 종점 역할을 수행한다. 주요 인체활동의 시작과 끝이 얼굴에서 이루어지는 경우가 많은 셈이다.

인간의 신체와 아무 관련 없는 일을 하는 사람들도 얼굴만큼은 관심이 많을 경우가 많다. 때문에 얼굴 관련 용어들은 대체로 대부분의 사람들에게 익숙한 편이다. 예를 들어, 팔오금이 어딘지 듣자마자 알겠는가? 대개는 그냥 '오금이 저린다는 말은 많이 들어봤는데…'라는 생각만 들지 어딘지 명확히 머리에 떠오르지 않을 경우가 많을 것이다. (팔꿈치 반대편을 뜻한다.) 하지만 얼굴 관련 용어인 이마, 관자놀이, 눈썹, 미간, 눈꺼풀, 광대, 콧대, 콧볼, 콧구멍, 인중, 입술, 턱, 볼…… 등은 딱 들으면 어딘지 대부분 명확히 떠올릴 수 있다.

그럼 그 속은 어떻게 이루어져 있을까?

지구를 비롯한 세상의 다른 구조들처럼, 얼굴 또한 구조와 기능과 구성에 따라 다양한 층으로 구성되어 있다. 뼈 바깥쪽의 조직층이 바로 우리가 보통 '피부'로 퉁치는 부분이다. 이것을 **'연부 조직'**이라고 한다.

피부(Skin)는 연부 조직층의 가장 바깥쪽에서 외부의 다양한 유해인자들로부터 인체 내부를 보호하고, 감각을 통해 외부를 인지하며, 체온, 수분, pH 등의 항상성을 조절하는 역할을 한다.

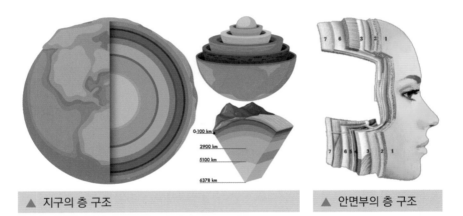

▲ 지구의 층 구조   ▲ 안면부의 층 구조

피부는 다시 표피와 진피로 나뉘며, 표피층은 다시 위에서부터 각질층, 투명층, 과립층, 가시층, 피부 기저층, 진피와 표피 사이의 경계인 바닥막(Basement membrane)으로 구성되고, 진피층은 유두진피(Papillary dermis)와 망상진피(Reticular dermis)로 구성된다.

피하지방층(Subcutaneous fat layer) 피부층 아래 공공의 적(?) 취급을 받는 층이다. 주로 지방세포로 되어있으며 피부로 가는 큰 혈관 및 신경들이 주로 지나가는 길이기도 하다. 비록 다들 없애고 줄이려고 하는 부위이나, 당연하지만

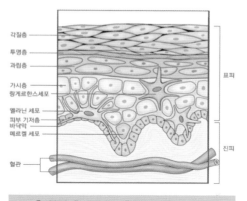

각질층
투명층
과립층

표피

가시층
랑게르한스세포

멜라닌 세포
피부 기저층
바닥막
메르켈 세포

진피

혈관

▲ 층 안의 층, 표피의 층 구조

이 역시 중요한 부위로 에너지 저장 외적 형태 유지 및 보온, 충격 완화, 호르몬 분비기능 등을 담당한다.

근막층 SMAS(Superficial musculoaponeurotic system)라 불리는 층으로 근육과 피부 및 피하지방층을 연결하고 근육의 형태를 잡아주고 개별 근육들을 연결해서 기능적인 움직임을 통해 자연스러운 얼굴의 표정을 만들어 준다. 명연기자들의 매력적인 표정들의 근간이라고도 할 수 있다.

근육층(Muscle layer) 우리 눈에 보이는 움직임을 만들어내는 층이다. 안면부의 근육은 표정을 짓고, 입 모양을 변화시켜 말을 하고, 강한 저작근으로 음식을 먹는 등의 역할을 한다. 안면부의 혈액 순환과 온도 조절에도 큰 비중을 차지한다.

깊은 근막층(Deep fascia layer), 근육과 뼈 사이의 층으로 깊은 근막은 역시 근육의 형태를 잡아주고, 마찰을 줄여준다.

골막층(Periosteum layer) 피부의 골격이라 할 수 있는 유지인대가 부착하는 바닥이면서, 뼈에 영양을 공급할 수 있는 혈관과 신경이 분포하여 뼈가 자라날 수 있도록 하고 뼈에 닿는 감각을 느낄 수 있게 만들어준다.

각자 다른 형태와 구성, 기능을 가진 다양한 층으로 구성된 안면부의 연부 조직은 각 층들의 유기적인 상호작용을 통해 '얼굴'이 하는 다양한 역할을 수행하는 셈이다. 마치 지구의 지질들이 아름다운 지구를 이루듯이, 안면부의 연부 조직들이 얼굴을 이루는 것이다.

이 얼굴들 하나하나가 작은 지구이다. 때문에 우리의 얼굴은 모두 소중하고 아름답다.

인간사회에서 얼굴의 핵심적인 역할은 소통과 교감이다.

이 소통과 교감은 이 아름답고 작은 지구에서 섬세하고 유기적인 상호작용으로 이루어낸, 소중하고 마법 같은 작용이라 할 수 있다.

아름다움이란 무엇인가?
– 아름다움의 골디락스 존

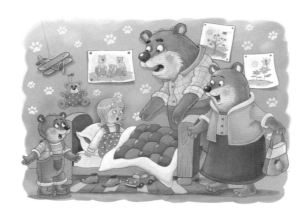

숲속을 거닐던 예쁜 금발 소녀 골디락스는, 오두막을 발견하고 호기심에 집 안으로 들어갑니다. 배가 고팠던 골디락스는 식탁 위에 놓인 죽 세 그릇을 발견하고 맛을 봅니다.

첫 번째 그릇의 죽은 너무 뜨거웠고, 두 번째 그릇의 죽은 너무 차가워서 먹을 수 없었지만, 세 번째 그릇의 죽은 알맞게 따뜻했기 때문에, 골디락스는 맛있게 세 번째 그릇의 죽을 비웁니다.

배불러서 노곤해진 골디락스는 침실로 발걸음을 옮깁니다.

첫 번째 침대는 너무 단단했고, 두 번째 침대는 너무 푹신해서 불편했지만, 세 번째 침대는 알맞게 포근해서, 골디락스는 꿀잠을 잘 수 있었습니다. 곰 가족이 돌아오기 전까지 말이죠.

유명한 동화, '골디락스와 곰 세 마리'이다.

골디락스가 선택한 죽과 침대처럼, 열원이 되는 항성에서 너무 멀지도, 너무 가깝지도 않아 생명체가 거주 가능한, 적당한 영역을 '골디락스 존(Goldilocks Zone)'이라고 한다.

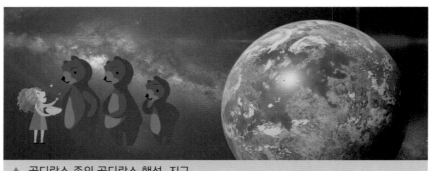

▲ 골디락스 존의 골디락스 행성, 지구

아름다움에 대해 이야기하겠다고 하고, 왜 이 이야기를 하냐고? 바로 '범주'와 '규칙성'에 대한 이야기를 하려는 것이다. 이것은 아름다움과 관계가 매우 많다.

사람들은 아름다움을 선호한다. 아름다운 것에 끌린다. 아름다움이란 어찌 보면 시각적 표상에 불과한데, 수많은 사람들의 수많은 결정적 선택들이 그 시각적 표상에 의해 흔들리기도, 결정되기도 한다. 그렇다면 그것은 본능의 영역이라 할 수 있을 것이다.

대체 왜 우리는 아름다움에 끌리는가? 그리고 대체 어떤 것에 아름다움을 느끼는가? 결국 그것이 본능의 영역이라는 것은, '생존에 유리한' 영역이라는 것이다. 생명체 거주 가능 영역인 '골디락스 존(Goldilocks Zone)'에서 생명체가 살 수 있듯이, 우리가 아름다움을 느끼는 어떤 규칙성을 띤 범주도 어찌 보면 '아름다움의 골디락스 존'이라고 할 수 있다.

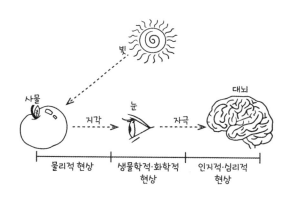

아름다움은 어디에 있는 걸까? 그럼 먼저 우리가 아름다움을 인지하는 과정을 보도록 하자.

우리는 빛을 통해 사물을 본다. 물체에 의해 반사된 빛의 데이터가 망막에 전달된다.

입력된 데이터는 뇌의 생물학적 과정으로 해석 가능한 상이 만들어진다.

이렇게 뇌가 해석해 만든 상에 대해, 다시 다양한 감각과 감정, 가치판단 등의 인지과정이 일어난다.

우리가 느끼는 아름다움은, 우리가 인식한 대상의 상(Image)에 대한 인지적 해석 ; 의식-무의식적 가치판단에서 비롯된다.

그리고 우리 신경계가 내리는 무의식적인 가치판단에는, 생존과 번영(Survival & Reproduction) 이라는, 생명이 본질적으로 추구하는 가치와 밀접하게 연관되어 있다.

즉, '생존과 번영에 유리한 영역'에 '높은 가치'를 부여하는 것이다.

소위 하는 농담으로 '신발을 튀겨 먹어도 맛있다'는 이야기가 있을 정도로, 세계를 막론하고 튀김 요리는 인기가 높다. 왜 우리는 튀김을 좋아할까? 왜 튀김옷 입혀 튀긴 닭에 불과한 것을 '치느님'이라고 부르며 사랑하는 사람들이 많을까?

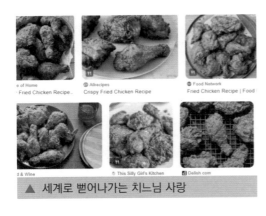

▲ 세계로 뻗어나가는 치느님 사랑

'생존에 유리하기 때문'이다. 프라이드치킨은 고온으로 충분히 익혀서 식중독의 위험이 없어 안전하면서, 구조변성으로 소화도 잘되는 양질의 단백질원에, 바삭한 탄수화물과 지방이 결합된 고칼로리 영양공급원이다.

생존에 매우 유리한 요소들이다 보니, 보는 것만으로도 시각적 만족감을 가져온다.

이처럼 우리는 우리의 생존에 도움이 되는 대상을 볼 때, 도파민의 보상회로가 활성화되면서 긍정적인 감각을 자아낸다. 즉, 무언가를 보고 기쁨을 느끼고 즐거움을 느끼는 것은, 생존을 위한 이 도파민의 보상회로라고 볼 수 있을 것이다. 그리고 이것이, 시각적 아름다움의 근원이라

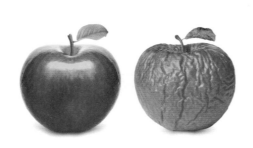

고 할 수 있을 것이다.

우리는 보편적으로 왼쪽의 사과를 보며 아름다움을 느낀다. 표면이 매끈하여 손상되지 않고, 수분이 가득 차 싱싱한 상태의 사과가 아름다운 건, 이러한 보상회로와 관련이 있을 것이다. 당연히 오른편의 사과보단 왼편의 사과를 섭취하는 것이 생존에 유리하기 때문이다.

이처럼 자연계에서는 대상의 형태는 속성과 밀접한 관계에 있다. 신선하고 영양가가 높기 때문에 매끈하고 싱싱한 형태가 되는 것이고, 그래서 우리는 거기에

더 호감을 느낀다. 이처럼 아름다움이 느껴지는 형태는 보편적으로는, 생리적, 기능적 적합성을 나타낸다고 볼 수 있다.

이러한 직관적인 심미감은 사람을 볼 때도 무의식의 영역에서부터 여지없이 작동한다.

하지만 사람의 외형, 특히 얼굴은, 많은 변수들이 복합적으로 얽혀 있고, 그 미묘한 차이 따른 생리적/기능적/구조적인 온전성이 명확하게 규정된 것은 아니다. 사람의 외모라는 것은 너무나 주관적이며, 정의할 수 없는 변수가 너무나 많다. 온전성과 관련되지 않은 가치중립적인 변수들이 혼재되어, 단순한 사물보다 훨씬 더 다양한 감각을 자아낸다.

일반적으로 아름답게 느껴지는 얼굴들은 공통적인 특성을 공유하기도 하지만, 그 내에서도 적절한 범주 안에서 다양한 변수들이 나타내는 미세한 차이에 따라 한없이 다채롭다. 과거 미남의 대명사였던 원빈이나 정우성, 현재 미남의 대명사인 차은우나 뷔(BTS) 등은, 모두 엄청난 미남인 건 확실하지만 그 특성들이 매우 다르듯이 말이다. 아름다움의 규칙성 내에서, 한없이 다채로운 아름다움이 펼쳐진다.

하지만 하나 확실한 것은, 일반적으로 미남 미녀로 분류되는 인구의 비율은, 그렇지 않은 인구의 비율보다 희소하다는 것이다. 그리고 아무리 아름다운 사람들이 제각기 다채롭게 아름답다고 한들, 아름다움과 멀다고 여겨지는 외모가 훨씬 다양하다. 여기서 우리는 톨스토이의 명언을 떠올려 볼 수 있다.

> 행복한 가정은 모두 비슷한 이유로 행복하지만, 불행한 가정은 저마다의 이유로 불행하다.
>
> _ 안나 카레니나, 톨스토이

톨스토이의 아주 유명한 명언이다.

이 말을 이해하지 못하겠다고 하는 사람을 보았다. 그러자 누군가가 말했다.

"예쁜 사람들은 비슷비슷한 이유로 예쁘지만(균형미), 못생긴 사람들은 제각각 못생긴 것과 비슷한 이치예요."

외모지상주의적 비유라서 좀 그렇긴 하지만, 어찌 보면 맞는 말이다. 아름다움의 범주보다 그렇지 않은 범주가 훨씬 넓고 다양한 것이 사실이기 때문이다. 이것은 어찌 보면 당연한 것이다. 규칙을 지키는 것보다 지키지 않는 것이 쉽기 때문이다.

그래도 현대 의학은, 본인의 타고난 영역 내에서는 골디락스 존에 조금씩 가까워질 수 있는 많은 기술들이 나와 있다. 개인의 특성에서 가장 아름다워질 수 있는 골디락스 존을 찾아내는 것이 나의 역할이라고 할 수 있다.

물론 개인의 노력도 따라야 하는 부분이 있다. 피부를 관리하고 위생을 신경쓰고 운동을 하며, 본인이 타고난 것을 최상의 컨디션으로 가꾸는 것만으로도, 우리는 우리가 타고난 영역 내에서의 골디락스 존에 가까워질 수 있을 것이다.

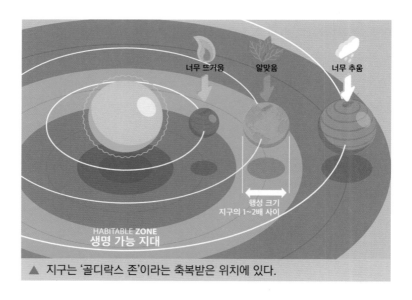

▲ 지구는 '골디락스 존'이라는 축복받은 위치에 있다.

상대적 외모와 주관적 시선

우리는 시각, 청작, 촉각, 미각, 후각, 이 다섯 가지 감각을 통해 세상을 인지한다. 이중 시각에 대한 의존도가 가장 높다. 실제로 인간은 의외로 동물들 중에서도 시각이 많이 발달한 편이라고 한다. 매의 눈 정도는 아닐지라도, 인간은 동물 중 상위권으로 발달한 시각 기능을 가지고 있다. 가설 중 하나이지만, 빛을 감지하는 시각의 탄생으로 뇌의 발달이 촉진되어 진화가 촉진되면서 캄브리아기 대폭발이 일어났다는 설이 있을 정도로, 시각은 생명의 역사에서 아주 중요한 감각이다.

그리고 인간은 이 우수한 눈에 보이는 것을, 객관적인 실재라 생각한다. 환시가 아닌 한, 다른 사람들도 나와 같은 것을 볼 때, 시각적으론 거의 비슷하게 인지되기 때문이다.

하지만 우리의 시각은 의외로 작위적이고 주관적이다. 같은 것을 보면서 여러 사람이 공통적으로 가지는 상(Image)에 대해서 우리는 '객관적'이라고 생각하지만, 여러 사람이 비슷하게 느낀다 해서 그것이 객관성을 보장해 주지는 않는다.

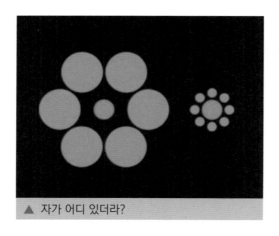

▲ 자가 어디 있더라?

분명 왼쪽의 이 그림을 보면 다들 공통적으로 오른쪽 원이 더 커 보이지만, 그것이 객관적 사실이 아니듯이 말이다.

무언가를 본다는 것은 두 가지 과정으로 일어난다.

사물에 반사된 가시광선 영역(390~700nm) 파장대의 빛을 눈의 시각세포들이 받아들이는 과정이 1단계, 그리고 그것을 재료로 해석해서 뇌가 적절한 상을 만들어내는 2단계의 과정을 거친다.

즉, 우리가 본 것은 현실 그대로가 아니라, 눈의 시각세포가 인지한 것을 뇌가 해석하고 만들어낸 상인 것이다.

쉽게 말하면 무언가를 본다는 과정은 애초 뇌가 해석하고 만들어낸 걸 인지하는 것이니, 기본적으로 작위적이라는 뜻이다.

시각을 포함한 오감은 생명체의 생존을 위한 도구이다. 원시의 생태계에서 사물의 크기를 파악하는 것은 매우 중요한 일이다. 굳이 원시까지 가지 않더라도, 현대 사회에서도 제아무리 개념 말아먹은 깡패라 한들 자기보다 몸집 큰 상대에게는 잘 시비를 걸지 않는다. 그것은 본능의 영역이자, 합리적인 사고의 영역이기도 할 것이다. 자신보다 쎄거나 커 보이는 상대에겐 덤비지 않는다, 이것은 생존과 관계된 일이기 때문에, 주어진 시각정보를 바탕으로 전달된 뇌는 우리의 생존을 위해 상대적인 크기 차이에 대해 과장된 상을 만들어내게 된다. 이런 작용은 우리가 사람의 얼굴을 인지할 때, 더 극적으로 나타난다.

인간은 사회적 동물이다. 오스트랄로피테쿠스 이전 시절부터 인류의 조상은 기본적으로 군집성을 가진 동물이었다. 사회를 이루고 서로 간의 지식과 재능을 나누고 그것을 다시 발전시킴으로써 인간은 문명을 건설했고, 앞으로 나아가고 발전해 왔다. 이렇듯 사회에서 수많은 동족들과 복잡한 관계를 이루며 살아가야만 하는 인간은, 사람의 외모를 구별할 수 있는 매우 뛰어난 지각을 가지고 있다. 방추형 얼굴 인식 영역(Fusiform face area)이라는, 얼굴 인식 전용 뇌 부위를 따로 가지고 있을 정도이다. 이런 기능이 있어서 인간은 수많은 사람들을 혼동하지 않고 개별적인 존재로 인식할 수 있다.

이 상대적이고 주관적인 시선에 맞춰, 외모를 연출할 수 있다. 얼굴이 길어 보이고 도드라진 옆광대가 고민인 경우, 턱과 광대를 깎아내는 것이 아니라 관자놀이 부분을 약간 채워줌으로써 옆광대의 도드라짐을 줄이고, 상하좌우의 비율변화를 통해 얼굴의 길이감을 짧아지게 만드는 것 등이다.

길다 짧다, 크다 작다, 눈에 띈다 눈에 잘 띄지 않는다, 모두, 객관이 아닌 상대적 차이에 대한 주관적 인지에 바탕을 두고 있다. 이러한 상대적 차이와 주관적 인지를 이용하여 약간의 변화로 얼굴의 단점은 줄이고 장점을 부각시킬 수가 있으며, 그것이 바로 내가 하고 있는 일이라고 볼 수 있다.

우리는 다 아름답다

우리는 언제부터 아름다움을, 미추(美醜)를 인식하는가?

우리는 영문도 모른 채 이 세상에 태어나 살면서, 점차 주변 세계를 학습해 나간다. 그러다 어느 시점부터는, 자기 자신에 대해 인식하게 된다. 그리하여 외부 세계의 다른 것들과 나 자신을 분리하여 보기 시작하고, 타인과는 다른 나만의 특질을 바탕으로, 자기 자신에 대한 관념을 적립해 나간다.

어느 순간부터 우리는 '나'와 '세상'을, '나'의 현실과 '타인'의 현실을 비교한다. 세상과 나를 비교하다 보면, 때로는 스스로 참 보잘것없는 존재로 여겨진다. 누구만큼 아름다운 외모를 지닌 것 같지도 않고, 누구만큼 크고 건장한 신체를 가지지도, 누구만큼 좋은 머리나 배경을 가지고 태어난 것 같지 않다는 생각이 든다. '아름다움'이란 몇몇 이들만 운 좋게 가지는 특성으로 느껴지기도 한다.

그러나 과학적인 관점에서 생각을 이어가면, 아름다움이란 우리 모두가 갖고 있는 보편적인 특성인 것으로 느껴진다. 인간으로서, 나아가 살아있는 생명으로서, 그 자체로 이 우주에서 기적이며, 가치 있기 때문이다.

사람의 유전자는 99.9% 동일하다. 사람은 그 개체수에 비해, 개체 간의 유전적 차이가 적은 것으로 유명하다. 인간의 개체별 유전적 차이는 한 집단의 침팬지의 유전적 차이보다도 적다고 한다. 이는 과거에 인간이 매우 적은 숫자만 생존하는 멸종위기를 겪은 탓으로 짐작되고 있다. 이로 인해 과학적인 기준으로 인간의 개별적 차이는 매우 미미한 셈이다.

우리가 극단적으로 다르게 생겼다고 생각하는 다양한 인종의 외모조차도, 큰 틀에서는 '사람으로 인식되는' 범주 내에서의 작은 크기와 비율 차이에 불과하다.

정상적으로 살아 있기 위한 인체의 구조는 거의 동일하다. 모든 인간은, 죽음을 지향하는 이 우주에서 40조개의 세포가 협업하는 '다세포 생물로 살아남기' 미션을 성공적으로 수행하는 복잡하고 아름다운 구조물이다.

> 저는 그 빛나는 도구, 즉 인간의 정신에 대해 새롭게 애정을 느끼고 있습니다. 인간의 정신이야말로 이 광활한 우주에서 사랑스럽고 독특한 것이지요.
>
> _ 존 스타인벡, '에덴의 동쪽' 중에서

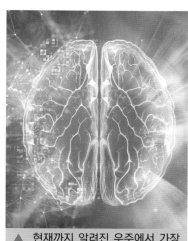

▲ 현재까지 알려진 우주에서 가장 복잡한 구조물 '사람의 뇌'

인간을 다른 동물들과 구분 짓게 만드는 가장 결정적인 요소는 무엇인가? 직립? 손? 도구?

모두가 짐작하다시피, 바로 '뇌'이다. 사람의 두뇌는, 현재까지 알려진 우주에서 가장 복잡한 구조물이다. 인간의 정신을 만드는 이 '사람의 두뇌'는, 알아 가면 알아 갈수록 더할 수 없는 사랑스러움과 아름다움을 느끼게 한다.

천재만이 위대한 뇌를 가진 것이 아니다. 그저 '보통 사람'으로 기능하기 위해 필요한 두뇌의 기능과 능력만 해도, 일일이 나열하기 힘들 정도로 방대하다.

인공지능 AI는 수많은 자본과 인력이 투입되어 하루가 다르게 똑똑해지고 있지만, 실제로 일반적인 인간 수준의 종합지능을 가진 AI는 아직까지 나타나지 않았다. 또한 AI가 제아무리 발달한다 해도, 그 역시 결국 인간의 뇌를 본따서 인간이 만들어낸 것이다.

물론 사람 사이의 기능적인 우열과 감각적인 미추의 차이가 존재하는 것은 부정할 수 없다. 그러나 이러한 것은 이 우주로 볼 때는 극히 미미한 차이이며, 이러한 작은 차이에 앞서, 우리가 인간으로서 공통적으로 가지고 있는 특성만으로도, 우리는 이미 충분히 우주에서 가장 아름답고 복잡한 존재이다.

종합적으로 보았을 때, 인간이 가진 가장 아름다운 신체기관은 겉으로 드러나는 표피가 아닌, 바로 인간의 두뇌라고 볼 수 있다.

그러니 궁극적으로 인간의 아름다움이란, 이 광활한 우주에서 어떤 사랑스럽고 독특한 생각으로 어떤 선택을 하고 어떻게 살아가는가에 따라, 더 크게 좌우되는 것이 아닐까?

'우리'가 빚어내는 아름다움과,
사회적 동물로서의 인간

우리는 아름다운 것을 좋아하고, 더 아름다워지고 싶어 한다.

이전 글에서 말했듯 아름다움의 원리 중 하나는, 생존과 번영의 적합성에 대한 뇌의 해석이다. 즉, 생존에 유리할수록 뇌가 긍정적인 해석을 하고, 이것이 아름답다 느껴지는 것이다. 이러한 '생존과 번영'이라는 게임을 수행함에 있어서 비교 우위 성질을, 다른 표현으로는 '우월함'이라고 한다. 즉, '생존과 번영'에서 '우월함'을 획득한 존재는 '아름답다'.

인간은 만물의 영장이다. 신령 령에 으뜸 장, 영어로 Primate, 소위 '짱'이라는 뜻이다. 그렇다면 이러한 아름다움의 우월적 관점에서 본다면, 인간은 지구상에서 가장 아름다운 존재이다.

인간은 이미 오래전부터 생태계의 먹이사슬에서 아득히 벗어났다. 물론 인간 사회에서의 치열한 경쟁을 하며 사는 우리들은 "이 사회 자체가 살기 위해선 죽을힘을 다해 몸부림쳐야 하는 무시무시한 생태계의 정글인데요?"라고 반문할 수 있겠다. 나부터가 그렇게 느끼고 있으니까. 하지만 자연계를 기준으로 치면, 지구를 지배하는 인간은 생존과 번영을 기준으로, 모든 동물 중 논란의 여지 없이 가장 우월한 지위를 차지하고 있다.

그렇다면 무엇이 이렇게 인간을 지구에서 가장 아름다운 존재로 만들었을까? 무엇이 인간을 가장 우월한 지위를 차지할 수 있도록 만들었을까?

물론 앞서 말했듯, 인간은 우주에서 가장 복잡하고 아름다운 구조물, '인간의 뇌'를 지니고 있다. 하지만 제아무리 아인슈타인급 뇌를 가졌다 한들, 인간은 절대 혼자서는 이러한 지위까지 오를 수 없었다.

개별적인 존재로서 인간은 야생의 침팬지보다 종합적인 생존능력이 떨어지지만, 집단으로서의 인간은 그 어떤 동물들보다도 강해진다.

삼성과 애플의 핸드폰, 현대와 도요타의 자동차, 네이버와 구글의 검색엔진 등, 인류가 만들어낸 위대한 아이템들은 다수의 긴밀한 협력이 없이는 불가능한 것이었다.

인간 기준 최강의 인간이라 해도, 인간과는 체급과 완력, 이빨이나 발톱, 순발력 등에서 비교도 안 되는 각종 거대 동물과는 1대1로 붙어서 절대로 이길 수 없다.

하지만 그 거대 동물들도 제아무리 괴물 수준의 전투력을 가졌다 한들, 인간이 발명한 총 한 방이면 바로 쓰러지고 만다.

그리고 그 총은, 그 역사를 살펴봐도, 어느 한 개인이 만들어낸 것이 아니다. 화약의 역사와 그 이전의 역사부터 시작하여, 수많은 사회 속에서 수많은 역사와 사람들이 연구하고 발전시켜 만들어낸 산물이다. 그리고 인간이 만든 대부분의 발명품과 그 발전들이, 이렇듯 수많은 사회 속에서 수많은 사람들과 함께 수많은 역사를 거치며 발전해 왔다. 이것이 바로 인간의 진정한 무기요, 진정한 아름다움이다.

인간은 이렇게 '다수의 협력'이 만들어내는 집단의 힘과, 그 집단의 유산을 아래로 물려주고 그 집단이 다시 다수의 협력으로 발전시키는 역사를 거쳐 왔다. 사람 개개인의 우월함이 아닌 집단으로서의 힘은 다른 종이 가질 수 없는, '우리'에 의해 발생한 아름다움이다.

이렇듯 '우리'에 의해 창출되는 성질의 아름다움은 동시적 협력에만 국한되지 않는다. 다시 말해 과거의 '우리'에 의해 현재의 '우리'가 발전하고, 다시 현재의 '우리'에 의해 미래의 '우리'가 발전한다는 것이다.

역사상 위대한 천재 중 한 명인 아이작 뉴턴은, 자신은 거인의 어깨 위에 있었기 때문에 좀 더 멀리 볼 수 있었다고 이야기했다. 그럼 이 '거인'은 누구일까? 바로 이전까지의 많은 과학자들이 연구하고 쌓아 올린 지식이다.

뉴턴 역학을 정립해서 인류가 가진 지식의 지평을 한층 넓힌 뉴턴이지만, 그런 업적을 달성할 수 있었던 데에는 이전까지의 많은 과학자들이 연구하고 쌓아 올린 지식 없이는 불가능했기 때문이다.

거기다 뉴턴의 존재 자체로 끝이 아니다. 뉴턴의 업적을 이후 다시 수많은 과학자들이 이어받아 발전시키고 연구한다.

인간의 가장 위대한 발명품인 '문자'도 이러한 협력의 산물이다. 흔히 한글창제하면 세종대왕을 떠올리며, 현재까지 널리 쓰이는 우수한 문자 중엔 창제와 반포 날짜와 창제자가 정확히 나와 있는 유일한 문자라고 할 수 있지만, 한글조차도 세종대왕님 혼자 발명하신 것은 아니다. 수많은 집현전 학자들이 있기에 가능했을 업적일 것이다. 한글을 발명한 게 누구 혼자라 한들, 발명 그 자체로 가치가 있는 것도 아니다. 수많은 사람들이 쓰고 기록으로 남기고 그럼으로써 인류의 역사가 발전하면서 문자는 그 가치를 완성시킨다.

이렇듯 역시 인간의 협력과 역사로 발명되고 쓰여 온 문자로 인해, 문명의 발전 속도는 급격하게 가속화되었다. 인간의 뇌는 많은 것을 배울 수 있고, 복잡하고 어려운 지식을 익힐 수 있고, 새로운 것을 발명하고 발전된 미래를 열 수 있는 위대한 가능성을 가지고 있지만, 이는 적절한 교육을 통해 가능하다. 타고난 지능이 제아무리 우수하다 한들, 적절한 교육을 바탕으로 중요한 소프트웨어들을 탑재하지 못하면, 아이작 뉴턴이나 아인슈타인이 되는 것은 불가능하다. 현실 속의 몇몇 사례들을 봐도, 자연에서 홀로 자란 인간은 야생 동물과 별반 다르지 않음을 볼 수 있다. (야생아가 후천적 교육이 가능한지 아닌지에 대해선 논란이 있지만, 일단 후천적 교육 없이 자연에서 홀로 자라서 교육 없이 홀로 아이작 뉴턴이나 아인슈타인이 되는 것은 확실히 불가능하다.)

사람을 특별하게 만드는 지적 능력마저도, 사회 안에서, 즉 '우리' 안의 협력과정을 통해서만 적절히 꽃피울 수 있는 성질의 능력이다.

인간은 이 광활한 우주에서 탄생한 기적과도 같이 아름다운 뇌를 지니고 있는 것으로 이미 아름답다. 그 아름다움은, 사회 속에서 서로 협력하고 발전하며 더 아름다워진다. 아름다움을 타고난 인간은 '우리'로서 효과적으로 관계를 맺을 때 더더욱 아름다운 존재가 될 수 있는 것이다.

외적 아름다움과 내적 아름다움

젊음과 아름다움에 대한 세세한 정의는 사람에 따라 다르겠지만, 기본적으로 다수가 선호하는 가치이다.

이는 외적인 부분과 내적인 부분으로도 나눌 수 있을 텐데, 개인적으로 사람의 젊음과 아름다움은 내적, 소프트웨어적인 측면이 더 크고 중요한 부분이라 생각한다.

하지만 우리 내면의 젊음과 아름다움은, 외적인 조건에 영향을 받기도 한다. 사람들은 대부분, 잘 알지도 못하는 타인을 짧은 시간에 외적 조건으로 판단하는 경향이 있기 때문이다.

"저 사람은 나이가 들었어."

"저 사람은 외모가 별로야."

"저 사람은 피곤해 보여."

"저 사람은 기분이 좋지 않아 보여."

이런 선입견은 사람을 만나 실제로 알아가면서 바뀌기도 하지만, 무의식중에 고정관념을 형성하기도 한다.

그것뿐만이 아니다. 우리는 눈에 보이는 것으로 남을 판단하는 것만큼이나, 거울 속에 보이는 내 모습을 보며 스스로에 대해 생각하곤 한다.

"나는 이제 나이가 들었어."
"나는 외모가 별로야."
"나는 피곤한 것 같아."
"나는 기분이 좋지 않아."

이렇게 무의식적으로 형성된 스스로에 대한 믿음은 부정적인 생각을 만들고, 이는 언어, 행동, 습관, 때론 인격에도 좋지 않은 영향을 끼칠 수 있다.

> 당신의 신념은 당신의 생각이 됩니다.
> 당신의 생각은 당신의 말이 됩니다.
> 당신의 말은 당신의 행동이 됩니다.
> 당신의 행동은 당신의 습관이 됩니다.
> 당신의 습관은 당신의 가치관이 됩니다.
> 당신의 가치관은 당신의 운명이 됩니다.
>
> _ 마하트마 간디(Mahatma Gandhi)

그래서 역으로, 외적 조건을 유지/개선하는 것이, 우리 내면의 아름다움을 더 수월하게 꽃피울 수 있도록 도와줄 수 있지 않을까 생각한다. 내가 가진 조건 하에서 내가 최상의 모습을 유지할 수 있다면, 그리고 그것이 조금씩이라도 점점 더 발전할 수 있다면, 거기서 피어나는 자신감으로 인해 더욱 기운차게 자신의 내면을 가꾸고 보듬을 수 있지 않을까.

매해 새로이 돌아오는 봄처럼, 해마다 거울을 보며 새롭게 피어나는 느낌을 받을 수 있다면 어떨까, 세월이 주는 경험치를 더해 어제보다 나은 오늘의 기대감으로 매일을 살아갈 수 있다면 어떨까 생각하곤 한다.

우린 모두 예쁘다.

외적 컨디션의 개선, 젊음과 아름다움의 유지를 통해, 우리 모두가 가진 내면의 고유한 아름다움이 더 빛날 수 있었으면 좋겠다. 그것이 내가 가진 사명과 모토라고 할 수 있을 것이다.

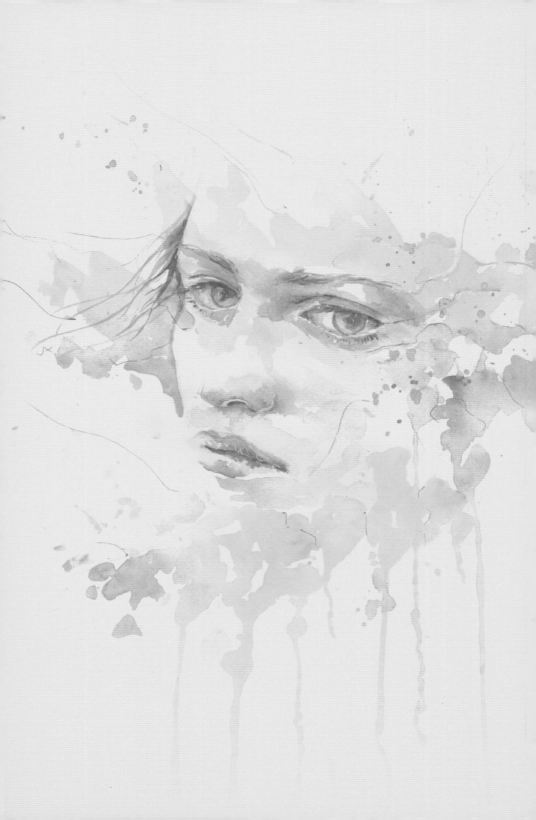

PART

2

피부와 건강, 피부와 얼굴의 모든 것

피부란 무엇인가?
- 아름다움과 건강의 지표, 피부

피부는 국경의 최전선, 인체의 첫 방어막, GOP같은 위치이다.
'왕좌의 게임'에 나오는 '장벽' 즉 '나이트 워치'같은 존재라고 할 수 있다.

> * 그럼, 좋은 피부란 무엇일까? 그리고 나쁜 피부는 왜 나쁜 것일까?

여기서, 아름다움과 관련하여 앞서 예시를 들었던 톨스토이의 명언을 다시 떠올려 보자.

> 행복한 가정은 모두 비슷한 이유로 행복하지만, 불행한 가정은 저마다의 이유로 불행하다.
>
> _ 안나 카레니나, 톨스토이

피부의 상태도 이와 비슷하다고 볼 수 있다. 좋은 피부는 모두 비슷한 이유로 좋지만, 문제 있는 피부는 그 문제의 원인이 참으로 다양하다. 피부가 나쁜 걸 바라는 사람은 없다. 모두 피부가 좋길 바란다. 우리는 모두가 원하는 균형미, 즉, '문제가 없는 피부'를 지향하고 싶어 한다.

＊ 피부(겉모습)만 보고 건강(전반적인 신체상태)에 대해 가늠할 수 있을까?

단정 지어 말할 수 없는 부분이지만, 넓게 보면 일리 있는 말이다.

인체에서 피부의 주된 기능은 장벽의 역할로, 최전방에서 외부의 적들로부터 인체를 보호한다. 외부의 다양한 유해자극(냉, 온, 물리적 손상, 유해물질, 미생물, 자외선 등)으로부터 내부를 보호하는 최전방 병사들이다. 외부 환경과 마주하고 싸우는 것이 일이기 때문에, 내부 상태가 건전하더라도 외부 환경이 혹독할 경우 피부 상태는 좋지 않을 수도 있는 것이다. 예를 들어 축구 같은 야외 스포츠 선수들을 보면, 매우 강건한 신체에도 불구하고 피부 상태는 그에 비해 좋지 않을 경우가 많다. 비록 아무리 안티에이징에 유리한 훌륭한 심폐기관과 타고나게 건강한 신체를 지녔다고 할지라도, 자외선이라는 강력한 유해자극에 오래 노출되어 보통 사람보다 혹독한 환경에서 방어한 셈이기 때문이다.

＊ 그렇다면 반대로 피부 상태가 좋으면 건강하다고 간주할 수 있을까?

어느 정도는 그럴 가능성이 있다. 좋지 않은 컨디션은 외관으로 많이 드러나기 때문이다.

"안색이 안 좋다."
"낯빛이 어둡다."

"얼굴색이 좋아졌다."

"얼굴이 폈다."

이렇듯 일상적으로 쓰는 표현에는, 직관적인 시진(눈으로 보고 하는 진단)을 활용한 표현들이 많다. 전반적인 컨디션의 좋고 나쁨은 혈액 속의 pH와 전해질 농도 등이 혈색으로 직접 내비치는 부분들이 있기 때문이다. 하지만 이것 역시도, '진짜' 겉(=피부)과는 조금 분리해서 생각할 필요가 있다.

우리 몸은 너무나 복잡하다. 지구 전체의 인간 사회만큼, 아니, 어쩌면 그보다 더 복잡할지도 모른다. 지구촌 사회는 70억여 명의 인간들이 더불어 사는 곳이지만, 우리 몸은 40조 개의 세포들이 더불어 사는 사회이다.

인간 사회를 생각해 보면 이토록 많은 것들이 더불어 산다는 것은 쉽지 않은 일일 것이다. 인체는 사회로 치면 '생존과 번영(Survival & Reproduction)'을 위해 확고한 위계질서 하에 절대적으로 협업하는 전체주의 계급사회라고 할 수 있을 것이다.

한 나라의 자원, 지구의 자원 등이 한정되어 있듯이 우리 몸의 자원은 한정되어 있으며, 각 신체 기관에 중요도에 따라 차등적으로 분배된다. 여기서 피부의 중요도는 어디쯤 위치해 있을까? 적어도 가장 중요하여 가장 먼저 에너지가 분배되는 곳이라 생각하는 사람은 없을 것이다. 이 나라에서 내 위치가 대통령급은 아니란 거 직관적으로 내 스스로 잘 알 수 있듯이, 아무리 인체에 대해 모른다 해도 피부가 신체 에너지가 가장 우선적으로 공급되는 곳은 아니란 것은 직관적으로 짐작 가능할 것이다.

그럼 가장 먼저, 가장 많이 에너지원이 공급되는 곳은 어디일까? 우선 뇌를 꼽을 수 있다. 뇌는 아주 중요한 기관이다. 뇌는 체중의 2% 정도를 차지하지만 뇌에 심박출량(Cardiac Output)의 약 15%가 공급되며, 기초대사량의 20%에 해당하는 에너지를 소모한다.

이렇듯 중요한 곳에 가장 많은 자원이 분배되고, 상대적으로 덜 중요하고 에너지 소모가 적은 조직에 더 적은 비율의 자원이 차등적으로 공급된다.

분배되는 자원만 차이가 나는 것이 아니라 수명까지도 차이가 난다. 조직에 따른 세포들의 수명도 제각각이다. 장 상피(Intestinal epithelium)같은 세포는 3~4일, 적혈구는 120일, 뼈와 신경은 7년에서 경우에 따라 평생 살기도 한다.

굉장히 불평등해 보이지만 다행히도 세포에는 인간과는 달리 자아가 없다. 세포들은 주어진 역할이나 규칙을 어기고 자아실현이나 부정축재를 하거나 에너지의 평등분배를 구호로 내걸고 파업하는 일은 없기 때문에 (암세포의 경우를 제외한다면) 자원이 풍부하고 순탄한 시기에는 전반적인 시스템이 잘 작동한다.

문제는 시스템이 위기상황일 때 발생한다.

어느 나라든 부자들은 양질의 생활을 누리지만, 부유한 국가와 가난한 국가의 차이는 해당 국가의 저소득층의 삶에서 그 차이가 극적으로 나타난다.

같은 저소득층이라도 건전하고 부유한 국가의 저소득층은 가난한 국가의 저소득층에 비해 상대적으로 나은 삶의 질을 누린다. 하지만 분배할 자원이 적을 때는 저소득층으로 가는 몫이 더 크게 감소한다.

마찬가지로 건강한 신체의 경우엔 가장 중요도가 떨어지는 곳까지 고루 자원이 분배되지만, 전반적인 건강 상태가 좋지 않을 경우는 인체는 자원을 생존에 직결되는 중요한 기관들 위주로 우선적으로 분배할 수밖에 없다. 여기서 피부는 자원 분배에서 상대적으로 더 소외된다. 뇌나 심장에 문제가 생긴다면 당장의 행동반경뿐만이 아니라 목숨까지도 위험해질 수 있지만 피부가 좀 덜 건강하다 해서 당장 큰 문제가 생기는 건 아닐 테니 말이다. 그러니 건강이 좋지 않을수록, 피부가 건전한 상태를 유지하기 어려워지는 것이다.

생명을 유지하기 위해 가장 근본적인 요소는 '물'이라고 할 수 있다. 물이 부족하면, 즉 인체가 탈수 상태에 빠지면 가장 먼저 건조해지는 부분은 피부와 점막층이다. 더 중요한 내부 기관들이 정상기능을 유지할 수 있도록 피부와 점막으로

가는 말단혈관부터 수축해서 이를테면 수분의 긴축모드가 가동되는 것이다.

　인체 시스템은 이러한 철저한 위계를 바탕으로 작동하기 때문에, 건강하지 못하면 피부로 가는 자원부터 끊긴다. 결과적으로 건강한 피부는 건강 상태를 가늠할 수 있는 어느 정도 공신력 있는 척도가 될 수 있다.

　그러니 피부가 좋은 사람은, 부자 나라의 부유한 저소득층처럼 피부'마저' 건강한, 즉 내부도 건강한 상태일 거라는 근거 있는 추측을 하게 되는 것이다.

　건강한 2세를 위해 건강하고 균형 잡힌 사람에게 끌리는 것은 본능의 영역이다. 우리가 본능적으로 피부가 좋은 이성에게 호감을 느끼는 이유도, 피부가 좋으면 내부도 건강할 거라는 직관적인 추측에서 비롯된다고 생각한다.

엔트로피의 우주에서, 피부의 역할과 중요성

> 다섯 살 무렵인가, 잠에서 막 깨어나 주위를 돌라보았을 때 입에서 이런 말이 저절로 새어 나왔다. "아, 참 근사한 세상이다. 이 세상은 어떻게 돌아가는 거지? 난 여기서 무슨 일을 해야 하는 거지?" 난 평생 그런 질문을 던지면서 살아왔다. 난 그럴 때가 좋다. 하루하루가 새로워진다. 매일 아침 눈을 뜨는 순간이 나에게는 창조의 새벽이었다.
>
> _ Hazel Henderson, 미래학자, 환경운동가

삶은 신비하고 아름답다. 한편으로 삶은 매우 고단하다.

정도의 차이는 있겠지만, 누구나 매일 눈을 뜨면 비슷비슷한 하루가 반복된다. 씻고, 화장실에 가고, 집안일을 하고, 먹던 밥을 먹고, 학교, 회사에 가서 공부를 하고, 일을 해서 돈을 벌어야 한다.

이 세상은 경쟁이다. 한정된 자원을 놓고 벌이는 경쟁에서 쳐지지 않기 위해 우리는 계속해서 노력해야 하고, 힘겹게 경쟁에서 승리하더라도 세월과 함께 많은 것들을 잃어간다. 젊음, 능력, 시간, 사람…… 그 모든 것들을 지키며 사는 삶

이란 아직 존재하기 힘들다. 무언가를 가지기 위해서, 혹은 가진 무언가를 잃지 않기 위해서, 처절하게 몸부림치지만, 원하는 것을 갖는 자는 극히 일부이고 가진 자조차도 결국 시간에 따라 그것을 잃어간다.

철학자를 포함한 많은 이들은 왜 인생이 고통의 연속인지 고민해 왔다. 이것은 철학적인 관점이 아닌, 과학적인 관점에서도 답 비슷한 것을 찾을 수 있을 것 같다.

그럼 과학적으로, 이렇게 우리에게 고통을 주는 악마는 누구인가? 그것은 우주의 시작부터 존재해 왔다. 그 악마는 바로,

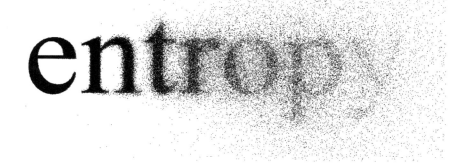

이다.

우리가 사는 세상은 열역학 2법칙(2nd law of thermodynamics)의 지배를 받는 엔트로피(Entropy)의 우주이다.

이 우주 속에 살아가는 존재라면 누구나, 여기서 벗어날 수 없다. 저세상이 이 우주 안에 있는지 밖에 있는지는 모르겠지만, 어쨌든 살아 있는 우리들은 우주 안에 있다. 이 우주 안에서, 고립계의 무질서도(Entropy)는 증가한다.

이것은 무슨 안드로메다쯤 되는, 일상생활에서 동떨어진 개념 같지만, 사실 숨 쉬듯 자연스럽게 알고 있는 상식의 일부이다.

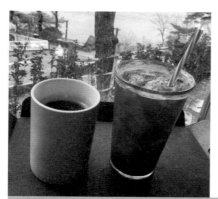

▲ 탕수육 찍먹과 부먹 논쟁 / 붕어빵 팥과 슈크림 논쟁만큼이나 뜨거운, 얼죽아(얼어 죽어도 아이스)인가 아닌가 논쟁. 당신은 얼죽아 파인가?

당신이 얼죽아 파든 아니든 간에, 방에 놔둔 아이스 아메리노와 핫 아메리카노는, 시간이 지나면서 실내의 온도와 같아진다. 그리고 다시 데우거나 얼음을 타지 않는 한, 이 음료가 다시 저절로 뜨거워지거나 차가워지는 마법은 일어나지 않는다.

하지만 생명은 이 아메리카노와는 다르다. 실내에 놓인 아메리카노와는 달리 생명은 살아 있기 때문에, 체내의 온도가 쉽게 실내와 같아지지는 않는다. 왜냐하면 생명의 주된 특성 중 하나가 항상성(Homeostasis)이기 때문이다. 이것은 생물체내의 환경이, 외부환경과 생물체내의 변화에 대응하여, 순간순간 생물체내의 환경을 일정하게 유지하려는 현상을 말한다. 금새 주변 환경, 즉 실내 온도에 따라 미지근해지는 아메리카노와는 달리, 생명체는 본연의 질서, 즉 아이스 아메리카노의 차가움이나 핫 아메리카노의 뜨거움을 유지하는 존재이다.

그럼 이렇듯 본질을 유지하는 생명체를 외부 세계로부터 지키는 가장 바깥쪽이 어디인가? 바로 내가 연구하고 배우고 먹고살게 하는 기관인 '피부'이다. 외부 세계와 맞닿아 있는 평균 두께 1.5mm, 2,000,000mm^2, 3~4,000g의 인체 기관을 우리는 피부(Skin)라고 부른다. 이 피부가 하는 일은 참으로 많다.

　가장 중요한 것은 '방어'의 역할이다. 생명체가 살아가기 좋은 이 아름다운 지구 위에도, 세상에는 의외로 생명을 위협하는 수많은 유해물질들이 있다. 자외선, 압력, 충격, 마찰, 건조함, 추위, 더위, 산, 염기, 세균, 바이러스, 곰팡이, 미세먼지 등, 수많은 유해인자들이 도사리고 있음에도 우리가 건강하게 살아가는 이유는 생명체의 방어시스템 덕분이다. 피부는 이러한 수많은 유해인자들로부터 몸을 일차적으로 방어하는 역할을 한다.

　무질서를 지향하는 엔트로피의 우주에서 항상성을 유지하기 위해 노력하는 생명체에게, 이 모든 우주는 전쟁터이다. 외부세계 그 자체가 끝없는 도전, 미시세계의 전쟁터와 같다. 우리 몸의 최전방 수비대인 피부의 일상은, 늘 무시무시한 적군에게 침략당하는 국경선과도 같다. 일상 그 자체가 피부에게는 전쟁터인 것이다.

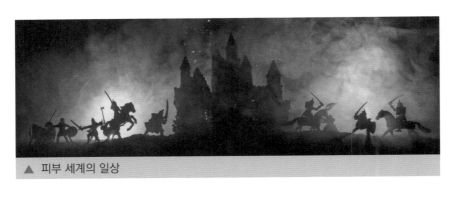

▲ 피부 세계의 일상

　그러니 우리는 국경에서 우리를 지켜주는 군인 분들에게 늘 감사하듯, 피부에 감사하며 잘 관리해야 한다. 인체의 최전방에서 몸을 보호하기 위해 춥고 배고프고 혹독한 전방에서 힘든 수성전을 수행하는 소중한 피부에게 조금 더 관심을 갖고 잘 관리해야 하는 것은, 비단 미용 때문만은 아닌 것이다.

　의학과 미용의 발달로 요즘은 피부의 힘든 수성전을 도와줄 친구들이 많다. 우리는 운 좋게도 고대나 중세가 아닌, 현대 사회의 OECD 국가에 태어나 사는 사람이란 행운 덕분에, 누구나 이러한 혜택을 얼마든지 누릴 수 있다. 받을 수 있는 국가지원금은 어떻게든 받으려 애쓰는 것처럼, 이러한 혜택 역시 최대한 누릴 생각을 해야 하지 않겠는가? 우리는 이러한 혜택을 적극적으로 이용하여, 외부세계로부터 우리를 지키기 위해 늘 힘든 싸움을 하고 있는 피부의 싸움을 도와줄 필요가 있다. 율곡 이이의 십만양병설을 국가정책으로 채택했거나, 이순신같이 적을 알고 나를 알아서 백전백승하는 장수들이 여럿 있었으면, 임진왜란은 사전에 막을 수 있는 국경의 침입이었거나 단순한 변란에 지나지 않았을 것이다.

작은 노력들의 결합으로, 피부의 방어력을 매우 효과적으로 높일 수 있다. 적절한 세안으로 세균과 유해물질을 씻어내고, 보습제를 활용해서 피부의 수분 유지를 돕고, 자외선 차단제로 자외선에 의한 피부 손상을 막는 것 등, 피부의 전쟁을 도와줄 수 있는 방법은 상당히 많다.

백옥 같은 얼굴

[백옥 같은 피부란?]

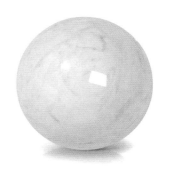

흔히 아름다운 피부를 지칭하는 표현으로, '백옥 같은 피부'라는 말이 가장 흔하다. 너무 흔해서 현대문학에선 잘 쓰이지 않지만, 고전문학을 보면 미인의 표현으로 정말 흔하게 나온다. 꼭 그렇게 이 표현을 접하지 않았다 해도, '백옥 같은 피부'라 하면 최상의 좋은 피부를 지칭하는 것이라 누구나 직관적으로 이해할 수 있을 정도로, 아주 대중적인 표현이다.

왜 그럴까? 새하얗고 맨질맨질하면서 반짝반짝 윤이 나는 백옥의 특징은, 우리가 지향하는 이상적인 피부의 특징을 갖추고 있기 때문일 것이다.

그럼, 백옥 같은 피부로 보이기 위한 조건에는 어떤 것들이 있는지 보도록 하자.

1) 피부의 기본적인 톤이 '밝다'

백옥의 특징으로 가장 먼저 생각나는 것은 색 자체가 밝다는 것이다. 애초 백옥(白玉)의 백(白) 자체가 흰 백, 즉 밝다는 뜻이다.

이러한 피부의 색을 만들어 내는 것은 멜라닌이다. 피츠패트릭 피부 타입(Fitzpatrick skin type)에서는 이 멜라닌의 기본적인 활성도에 따라 피부색이 구분되어 있다. 아래 단계로 갈수록 더 밝은 색을 나타내는데 이러한 멜라닌의 활성도에 따른 피부톤은 하얗다는 느낌이 들게 되는 가장 주요한 요소로 볼 수 있다.

하지만 단순히 피부색만으로는 '백옥 같은 피부'라 할 순 없을 것이다.

2) 피부의 색이 얼룩덜룩함이 없이 균질하다.

의외로 백옥은 자세히 들여다보면 약간 얼룩덜룩함이 있다. 백옥이나 대리석에 나타난 이러한 결과 무늬는 오히려 아름다움의 요소이지만, 피부에서 말하는 '백옥 같은 피부'는 균질한 색을 지향한다. 직관적으로 이해할 수 있는 백옥 같은 피부 상태는, 특별히 어둡거나 붉거나 한 부위가 없이 전체 피부톤이 균질한 상태이다. 색소 질환, 혈관 질환 여드름과 기타 피부의 염증이 없는 상태일 때, 피부는 균질함을 나타낼 수 있다.

3) 피부 표면이 요철 없이 매끈하다.

백옥 같은 피부의 또 다른 조건은, 표면이 고르고 매끈하다는 것이다. 표면이 고르고 매끈하려면 요철이 없어야 한다. 탄력 있고 촉촉하여 표면이 고른 가운데, 요철을 이루는 피부질환이 없고, 피부 주름이 없으며, 모공도 좁아 거의 보이지 않아야, 그렇게 고르고 매끈한 표면으로 보일 수 있다. 일단 크고 작은 피부질환들, 즉 피부 트러블이나, 점/사마귀/쥐젖 등 증식성 질환이 없는 상태일 때, 요철 없이 매끈한 피부를 갖는 것이 가능하다.

4) 얼굴의 구조적인 매끈함

백옥 같은 피부로 보이려면, 단순히 피부 표면의 질감만 매끈하면 되는 것이 아니다. 전체적인 얼굴 윤곽의 형태가 매끈함으로써, 백옥 같은 피부로 보이는 요소가 완성된다.

얼굴 연부조직[*뼈를 제외한 연한 조직]의 가장 밖에 있는 피부의 틀은 세월이 흘러도 그대로 남아있지만, 속의 뼈와 근육, 피하지방의 볼륨이 감소하면서 얼굴 군데군데 큰 요철과 꺼짐이 발생한다. 이러한 요철과 꺼짐은 피부 표면의 미세한 그늘과, 밝은 부분과 어두운 부분을 만들어, 백옥같이 고르게 반짝이는 느낌과 멀어지게 한다. 그래서 '백옥 같은 피부'라 하면 흔히 떠오르는 것은 중년이나 노년이 아닌, 한창 청춘의 한가운데 있는 나이 이하의 얼굴이다. 고전문학에서도 이렇게 백옥 같은 피부라 지칭되는 주인공들은 흔히 십대 초반에서 후반 사이의 나이로 나오기도 한다.

그래서 직접적인 피부상태는 큰 문제가 없더라도, 세월에 따라 얼굴 전체적인 구조적 꺼짐이 발생하면, 간접적으로 피부가 균질하지 못하고 어두워 보이면서 나이가 들수록 '백옥 같은 피부'와 점점 멀어지는 것이다.

하지만 역으로 생각하면 그렇기 때문에, 피부의 탄력을 유지하며, 현대 기술의 힘을 빌려 볼륨을 유지할 수 있는 시술로 큰 꺼짐이 없는 매끈한 피부 표면 상태를 유지하면, 좀 더 오래 백옥 같은 느낌이 나는 피부를 유지할 수 있다.

요약하면 백옥 같은 피부를 구성하는 요소는

1) 피부의 밝은 톤
2) 얼룩덜룩함 없이 균질한 피부
3) 요철 없는 매끈한 질감의 피부
4) 구조적으로 매끈한 얼굴

이 네 가지로 볼 수 있다. 그러니 이것을 최대한 추구하며 유지하는 것이, 백옥 같은 피부를 이루며 유지하는 방법이라고 할 수 있다.

이제는 타고나야만, 젊어야만 백옥 같은 피부를 가질 수 있는 시대가 아니다. 위 네 가지를 획득할 수 있는 수많은 방법들이 나와 있고, 그것은 점점 발전하고 있다. 백옥 같은 피부는 이제 고전소설이나 동화 속 공주님만 가질 수 있는 것이 아니라, 당신도 가질 수 있다.

[백옥 같은 피부를 가지는 방법]

백옥같이 밝고 균질한 피부

백옥 같은 피부의 첫 번째와 두 번째 조건으로 꼽았던 피부색의 밝음과 균질함을 위한 방법은 사실 비슷하다. 왜냐하면 둘 다 결국 멜라닌의 작용에 의한 것일 때가 많기 때문이다.

그래서 밝고 균질한 피부를 위해서는 첫째, 멜라닌 색소의 생성을 줄여야 한다. 피부색을 결정하는 것이 멜라닌이다 보니 당연한 이야기이다.

하지만 멜라닌은 피부의 적이 아니다. 멜라닌에 대한 이야기는 뒤의 [내 얼굴은 왜 어두워졌을까? - 멜라닌 세포가 화난 이유]에서 이야기하도록 하겠다.

둘째, 멜라닌 색소를 적절히 파괴한다.

예전에는 이미 과도하게 생성되어 정착한 멜라닌을 없앨 방법이 없었다.

하지만 현대기술의 발전은, 이렇게 없앨 수 없는 것을 없앨 수 있는 수준까지 왔다. 가장 대표적인 방식이 레이저를 이용한 색소치료이다. 검은색 색소에 반응하는 파장의 레이저를 이용해서 다양한 색소질환을 치료하고, 피부의 톤을 밝게 만들 수 있다.

셋째, 멜라닌 색소의 배출을 원활하게 한다.

림프의 순환이 원활해야 멜라닌 색소의 배출이 원활해진다. 림프계에 대한 이야기는 뒤의 [건강한 림프계 - 맑고 밝은 피부의 조건]에서 이야기하도록 하겠다.

백옥같이 매끈한 피부

백옥 같은 피부의 두 번째, 백옥같이 매끈한 피부를 만들려면 어떻게 해야 할까?

백옥 같은 피부를 갖추기 위해선 위로 돋아나거나 아래로 꺼진 요철 없이 맨질맨질한 고른 표면을 가져야 한다. 그러기 위해서는 어떤 조건들이 있을까?

1) 점, 사마귀, 쥐젖 등 피부증식성 질환들이 없다.
2) 모공이 좁다.
3) 꺼진 흉터가 없다.
4) 주름이 없고 탄력이 좋다.
5) 촉촉하고 피부 장벽이 건강하다.

등의 조건을 만족시킬 때, 피부는 매끈한 표면을 가질 수 있다. 그렇다면 매끈한 피부를 만들기 위한 조건들도 이 조건을 충족시키는 방향으로 가면 된다.

1) 피부증식성 질환을 제거한다.

사마귀, 쥐젖, 피지샘증식증, 비립종, 한관종 등 다양한 세포증식성 질환들은 피부의 표면에서 앞으로 돋아나며, 표면을 고르지 않게 만든다. 그러니 이러한 질환이 생기면 치료하여 제거해야, 백옥 같은 피부 표면을 나타낼 수 있다.

각 질환들에 따라 세부적인 치료방법에 차이가 발생하지만, 기본적으로 물과 반응하는 CO_2나 어븀야그 계통의 레이저로 깎아서 제거하는 과정으로, 표면을 고르게 만들 수 있다.

2) 모공이 넓어지지 않게 관리하거나, 좁힌다.

피부 부속기인 모피지선에 의해 형성되는 모공은 과도한 피지 분비와 피부 탄력 저하 등, 다양한 원인에 의해 넓어지게 된다. 과도하게 넓어진 모공은 피부를 거친 귤껍질처럼 보이게 만들며, 백옥 같은 피부와 멀어지게 한다.

한 번 넓어진 모공은 자연스러운 방법으로 줄어들지 않기 때문에, 일단 넓어지지 않도록 예방하는 것이 중요하다. 모공을 넓히는 과도한 피지 분비를 방지하기 위해 일단 과도한 스트레스, 당분 섭취, 피부 자극 등을 최소화하고, 피부 장벽을 건강하게 유지하는 것 등으로 예방할 수 있다. 이미 넓어진 모공에는 미세침 고주파와 레이저 등을 이용해서 모공 축소를 유도할 수 있다.

3) 흉터가 남지 않도록 방지하거나, 흉터를 없앤다.

심한 여드름과 상처 등 피부 손상이 발생하고 나면, 흉터로 남을 수 있고, 이러한 흉터는 피부 표면을 고르지 않게 하는 원인이 된다.

가장 좋은 건 흉터가 발생하지 않도록 예방하는 것이다. 여드름과 상처 등이 발생했을 때는 인체의 치유능력만 믿고 그냥 두지 말고, 적절히 관리하여 흉터로 남지 않도록 주의를 기울여야 한다.

이미 발생한 흉터에 대해서도, 이제는 피부과와 성형외과 등에서 적절한 흉터 치료를 반복함으로써 흉터 조직을 정상 조직으로 되돌릴 수 있으므로, 결과적으로 균질한 표면을 되찾을 수 있다.

4) 주름 발생을 줄이거나 주름을 없애고 피부 탄력을 유지한다.

피부의 주름은 나이가 들수록 피부 표면을 고르지 않게 만드는 대표적인 원인이다. 주름이 되도록 천천히 발생하도록 수분섭취와 보습제 이용으로 피부의 촉촉함과 피부건강을 유지시키도록 노력하고, 이미 발생한 주름은 적절한 보톡스 시술과 필러 및 고주파 리프팅 시술 등으로 개선시킬 수 있다. 피부 탄력에 대해서는, 뒤의 [피부의 탄력이란 무엇일까?]와, [피부 탄력 유지를 위한 두 축, 장력과 탄성 유지 방법]에서 이야기하도록 하겠다.

백옥같이 고른 윤곽

피부 표피뿐만 아니라, 전반적인 얼굴 형태가 매끈한 것도, 백옥 같은 피부로 보이게 하는 중요한 요소이다. 얼굴의 전체적인 구조를 형성하는 가장 주된 요소는 뼈와 근육, 피하지방의 형태와 볼륨이다. 이것은 이미 타고난 부분이 큰 동시에, 나이가 들수록 지방과 근육이 빠져 꺼진 부분이 생기므로 노화 역시도 주된 요소를 차지한다.

옛날에는 그저 타고나길 아름다운 형태로 타고나고, 그것이 꺼질 만큼 나이가 들지 않아야, 즉, 타고나고 젊어야 가질 수 있는 것이 이러한 구조적인 매끈함이지만, 지금은 타고난 구조와 노화에 의한 꺼짐 모두 개선이 가능하다.

뼈대 형태의 교정은 성형외과적인 수술로 가능한데, 적은 부담으로 얼굴의 전체적인 매끈함을 연출할 수 있는 방법으로, 피부밑 피하지방층의 볼륨을 필러 시술을 통해 보충하는 방법이 있다.

내 얼굴은 왜 어두워졌을까?
- 멜라닌 세포가 화난 이유

멜라닌? 그거 다 없애야 하는 거 아니에요?
피부과에서 하는 일이 그거 아니에요?

아니에요!

많은 사람들이 하얗고 깨끗한 피부를 원한다. 멜라닌이 적은 사람은 피부톤이 밝다. 피부의 색을 결정하는 물감에는 멜라닌, 카로틴, 헤모글로빈 등이 관여하는데, 그중 가장 큰 지분을 차지하는 것이 바로 멜라닌이기 때문이다. 이렇듯 멜라닌이 피부의 어두운 정도를 결정하기 때문에, 대부분의 사람들은 자신의 피부에 있는 멜라닌을 달갑지 않게 여길 수밖에 없을 듯하다.

하지만 멜라닌은 그저 없애야만 하는 물질이 아니다. 물론 자외선의 해로움 정도는 다들 알고 있을 것이니 멜라닌이 필요하다는 것 정도는 알고 있겠지만 말이다. 그렇다면 선크림만 발전하면 멜라닌이 필요 없어지는 것일까? 물론 아니다. 그럼 멜라닌 색소의 역할을 알아보도록 하자.

* 멜라닌은 어떤 방어를 하는가?

멜라닌 색소의 주된 기능은 인체를 방어하는 것이다.

애초 피부의 기본적인 역할이 인체를 방어하는 것이니, 당연히 피부 색깔을 결정하는 멜라닌 색소도 인체를 방어하는 것이 가장 주된 기능일 수밖에 없다. 하지만 그저 '방어'라고만 하면 다른 요소들과 무엇이 다른지 헷갈릴 수가 있다. 먼지와 오염물질 등은 이미 피부의 각질층이 방어를 하고 있는데, 그럼 멜라닌은 그중 왜 어두운 색깔까지 내면서 그곳에 자리하고 있는 건지, 그저 '방어'라고만 하면 존재 이유를 설명하기 힘들 것이다. '나라를 위기에서 방어하는 직업이에요'라고 하면 군인인지, 안기부인지, 경찰관인지 모르듯이 말이다.

그러니 이 '방어'를 조금 더 자세하게 설명해 보겠다. 피부의 각질층이 인체를 물리적으로 보호한다면, 멜라닌은 인체의 표면(=피부)에서 인체를 화학적으로 방어하는 것이라고 할 수 있다.

더 구체적으로 이야기하자면, 멜라닌 색소는 자외선, 활성산소, 피부의 염증으로부터 신체를 방어한다. 이중 자외선에 대한 방어기능은 많이 알려져 있지만, 나머지 기능은 약간은 생소하게 느껴질 수 있을 듯하다.

* 멜라닌 색소/멜라닌 세포의 방어기능

검은색을 띠고 있는 멜라닌 색소는 가시광선과 자외선 등을 직접적으로 흡수해서 열로 전환해 발산하는 과정으로 다른 세포들의 손상을 막는다.

또한 자외선과 피부의 염증, 정상적인 대사과정에 의해 발생해서 세포와 조직에 손상을 입히는 활성산소를 제거하는 가능을 한다.

[멜라닌 세포] 멜라닌 색소를 생성하는 공장으로, 각질형성세포, 진피 섬유아세포, 비만세포 등으로부터 염증 신호를 받아 멜라닌 색소의 합성을 조절하고, 면역세포들과의 상호작용을 바탕으로 적절한 면역반응을 이끌어내는 면역계의 감시자 역할을 수행한다.

체내에 염증이 있으면 다량의 활성산소가 형성되는데, 멜라닌 색소의 항산화 기능은 염증으로 인한 조직 손상을 직접적으로 방어하면서, 그와 동시에 염증조절기능을 바탕으로 상처 치유, 염증 조절, 항균 작용 등이 원활하게 일어날 수 있도록 한다.

＊멜라닌 세포, 멜라노솜, 각질형성세포

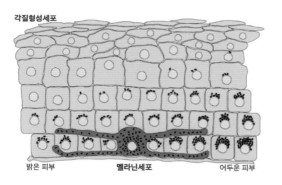

각질형성세포

밝은 피부 　　멜라닌세포 　　어두운 피부

멜라닌 세포는 멜라닌을 합성하는 공장이라면, 거기에 멜라노솜이라는 소기관에 해당하는 부서에서는 멜라닌 색소를 합성한다. 멜라노솜에 멜라닌 색소가 꽉 차서 성숙되면, 긴 다리를 뻗은 멜라닌 세포가(O- 항상 각질형성세포를 향해 다리가 부착되어 있다) 표피의 각질형성세포(Keratinocyte)에 성숙된 멜라노솜을 전달한다. 멜라노솜은 피부의 화학적 방패로, 각질형성세포는 이 방패를 받아서 화학적 방어기능을 수행한다.

＊멜라닌은 왜 얼굴을 칙칙하게 만드는가?

앞서 말했듯 피부의 멜라닌 세포에서 합성되는 멜라닌은 피부의 색을 결정한다. 그리고 사람의 피부는 세월이 지나면서 대체로 조금씩 조금씩 톤이 어두워진다. 그리고 군데군데 어두운 부분이 생겨나면서 피부를 얼룩덜룩하게 지저분하게 보이게 만드는 '색소 병변'이 자라난다.

[이게 다 멜라닌 때문이다.]

물론 멜라닌 때문은 맞다. 멜라닌이 이전보다 더 많이 합성되면서 내 피부가 칙칙해진 것은 맞다. 하지만 앞서 말했듯 멜라닌은 자외선, 활성산소, 염증으로부터 피부를 방어하는 역할을 한다. 즉, 피부의 악역이 아니라, 피부를 지키는 든든한 지원군이다. 그런데 왜 멜라닌이 얼굴을 칙칙하게 만들었는가?

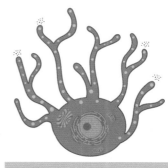

▲ 멜라닌 세포

그 원인에 대해, 앞서 말한 멜라닌 기능을 기반으로 생각해 보면 원인을 찾아볼 수 있지 않을까?

[인체 외부의 환경이 안 좋아졌다.]

멜라닌이 왜 많아졌을까?

멜라닌 세포가 왜 지원군을 요청했을까?

그야 멜라닌이 방어하는 적군이 많아졌기 때문이다. 적군이 많아지면 당연히 지원군을 요청해야 한다.

즉, 멜라닌이 방어하는 주된 적군이라 할 수 있는 '자외선'의 노출이 많아졌을 때, 피부가 어두워질 수 있다.

햇빛을 많이 쐬면 피부가 탄다. 이걸 모르는 사람은 거의 없을 것이다.

여름철이나, 따뜻한 남쪽 나라로 휴가를 다녀온 후, 태양광선에 몸이 과도하게 노출되면, 피부가 벌겋게 달아오른 후 피부색이 어두워지는 것을 흔히 볼 수 있다. 이는 외부 스트레스 인자, 즉 '적군'에 의한 피부색의 변화이다.

단지 외부 스트레스에 의해서 어두워진 피부는 외부 스트레스 요인이 사라지면 다시 정상적으로 돌아온다. 즉, 일시적으로 햇빛을 과도하게 쐬어 그을린 피부는, 당연하지만 원래대로의 환경 속에서는 원래대로의 피부색으로 돌아온다.

[인체 내부의 환경이 변했다.]

하지만 외부 스트레스 인자가 사라져도 원래대로 돌아오지 않는 경우도 있다.

침략하는 적군이 사라져도 엉망인 나라는? 당연히 내부 국가 시스템이 망가져서이다. 피부도 마찬가지이다.

원래 환경으로 돌아와도 원래대로 돌아오지 않는 칙칙하고 얼룩덜룩한 피부톤과, 군데군데 생기는 색소변병의 발생에는, 내부의 환경변화가 동반된다.

피부의 각질층이 손상되거나, 멜라닌이 위치한 표피-진피 경계부가 손상되면서 자외선 등의 스트레스 인자가 피부의 깊은 층까지 더 쉽게 돌아올 수 있게 되면, 평소의 환경에서도 피부에 정상적인 조직보다 더 많은 스트레스가 가해지고, 이는 멜라닌 세포가 과도하게 활성화되는 원인이 된다.

피부 속의 지속적인 염증도 염증신호와 활성산소를 계속해서 만들어내서, 멜라닌 세포가 과량의 멜라닌 색소를 만들어내도록 유도한다.

이 염증의 종류는 다양하다. 염증성 여드름, 혈관 병변 등에 의한 피부의 만성적인 염증, 노화세포의 축적에 의한 피부의 구조적 손상으로 생기는 만성적인 염증 등이, 피부의 멜라닌 색소를 활성화시키고, 이는 피부의 색소질환 유발로 이어진다.

또한 피부 문제만이 멜라닌 세포를 자극하는 것이 아니다. 피부 외의 다른 장기 혹은 전신적인 염증도 염증신호와 활성산소에 의한 스트레스로 멜라닌 세포를 자극하여, 이렇게 늘어난 멜라닌으로 인해 전체적인 피부톤을 어둡게 할 수 있다.

[멜라닌 색소가 청소되지 않는다]

각질형성세포에 멜라노솜 형태로 전달된 멜라닌 색소는 각질의 정상적인 탈락 과정에서 같이 벗겨져나간다. 이렇게 정상적인 탈락 과정을 통해 제거되지 못하고 피부에 침착된 멜라닌 색소의 제거는 인체의 청소부, 대식세포에 의해 일어난다. 그리고 대식세포는 피부의 림프계를 통해 이동한다.

그런데 피부의 미세림프계가 손상되면서 제 기능을 하지 못하게 되면, 피부에 침착된 색소들이 제거되지 못하면서 색소침착이 심해지고 피부가 어두워질 수 있다.

즉, 할 일을 끝낸 멜라닌 색소는 청소부가 제거를 해야 하는데, 청소부가 다닐 수 있는 도로가 손상되는 바람에, 한때는 유용하게 쓰였으나 이제는 쓰레기가 된 멜라닌들이 남아 있게 되는 것이다.

이렇듯 멜라닌 색소의 과도한 생성뿐 아니라, 노폐물이 된 색소가 잘 제거되지 않는 피부환경도 멜라닌 색소의 침착을 유발하여 피부를 더 칙칙하게 만들 수 있다.

＊그럼, 멜라닌이 피부를 화나지 않게 만들려면?

이제까지 멜라닌이 증가하여 피부를 어둡고 얼룩덜룩하게 만드는 이유에 대해 살펴보았다. 그럼, 이것을 방지하려면 어떻게 해야 할까?

앞서 말한 원인들을 제거하면 된다. 가장 주된 방어 역할이 자외선인 만큼 자외선 차단제를 잘 바르며 외부 스트레스를 줄이고, 염증 관련 질병을 치료해야 한다.

그리고 인체의 하수처리장인 림프계를 건강하게 관리해야 한다.

피부과적 치료 방법도 있다. 레이저를 이용한 치료로, 과도하게 침착된 멜라닌 색소를 부수고, 피부 진피층의 환경개선과 미세림프관 개선으로 이러한 원인들을 근본적으로 치료하여, 드라마틱하게 피부 색소가 개선되는 효과를 가지고 오기도 한다.

그래도 일단은 애초 문제가 생기지 않는 환경관리가 중요하다. 몸의 건강을 유지하는 것과, 자외선 차단제 등으로 외부 방어 시스템을 도와야 하는 것은, 멜라닌 문제에서도 유효하다.

건강한 식습관, 규칙적인 생활과 양질의 수면, 꾸준한 운동 등으로 인체가 불필요한 스트레스 상태나 손상에 노출되지 않도록 하면, 멜라닌의 불필요한 동원령 선포를 적절히 억제할 수 있을 것이다.

건강한 림프계 – 맑고 밝은 피부의 조건

모두가 원하는 '맑고 밝은 피부'가 되려면, 피부와 온몸의 림프계를 건강하게 관리는 것도 매우 중요하다. 그럼, 림프계에서 중요한 부분과, 왜 림프계의 건강이 아름다운 피부를 만드는지 알아보도록 하자.

[림프계란?]

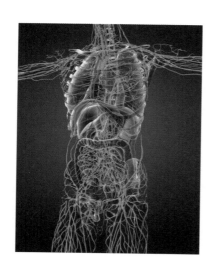

많이 알려졌듯이, 림프계는 간단히 말하면 인체의 하수처리 시스템이다. 이 시스템은 림프관, 림프절, 편도선, 비장, 흉선의 복잡한 네트워크로 구성되어 있다.

림프계는 혈액순환계와 병행하여 작동하며, 림프라고 불리는 액체를 몸 전체로 운반한다.

그런데 몸 전체를 무한히 순환하는 구조의 폐쇄순환계인 심혈관계와는 달리, 림프계는 말초에서 중심으로의 일정한 방향성을 가지고 있다.

간질액은 신체의 세포를 둘러싸서 영양분을 제공하고 노폐물을 제거하는 기능을 한다. 림프는 이 간질액으로부터 나온다.

[림프계의 기능]

림프계는 조직 속의 노폐물과 죽은 세포 등을 수거해서 정맥으로 보내는 청소부 역할, 소장에서 흡수한 지방과 지용성 비타민 등을 혈액으로 운반하는 기능과 함께, B 림프구, T 림프구, 백혈구 등 다양한 면역세포들이 림프계를 순환하면서 조직의 세균이나 암세포 등을 제거하는 면역기능을 한다. 단순히 청소만 하는 것이 아니라, 인체를 지키기 위한 일종의 방위체계 전술도로 같은 역할을 하는 셈이다.

[아름다운 피부와 림프계의 관계]

그럼 왜 림프계가 건강할 때 아름다운 피부, 즉 맑고 균질하며 밝은 피부를 가질 수 있는 것일까?

앞서 이야기한 장에서, 멜라닌에 대한 이야기를 했다. 멜라닌 색소는 피부의 색을 결정하는 데 가장 큰 영향을 미치며, 자외선, 활성산소, 피부의 염증에서 몸을 방어하는 역할을 한다.

그런데 피부의 미세림프계가 손상되면 피부의 면역기능 효율이 떨어져 미세한 염증이 만성화되기 쉽고, 이는 멜라닌 세포를 활성화시켜 더 많은 색소를 만들게 하는 것이다.

또한 멜라노파지는 멜라닌 색소를 잡아먹어서 배출하는 기능을 하는데, 이것은 피부의 미세림프관을 이동해서 배출한다. 그런데 미세림프계가 손상되면 멜라닌 색소가 배출이 안 되면서, 결과적으로 피부의 색소침착을 만들며 피부를 얼룩덜룩하고 균일하지 못하게 만든다.

이렇듯 피부와 전신의 림프계를 건강하게 유지하는 것은, 맑고 밝은 피부를 만들고 유지하는 매우 큰 역할을 한다.

[림프계를 건강하게 하기 위한 방법들]

림프계의 건강을 지키는 가장 좋은 방법은, 림프를 잘 순환시키는 것이다.

인체의 하수도인 림프로 걸러진 노폐물과 죽은 세포 등은, 정맥계로 보내진 후 심장을 거쳐서, 다시 폐, 신장, 간 등을 통해 해독되거나, 밖으로 배출된다. 림프계가 면역기능을 수행하지만 주된 역할은 노폐물을 '운반'하는 것이고, 적절히 흘러가 정맥계로 들어가야 할 림프가 흐르지 못하고 저류되는 것은 그 자체로 림프계와 인체의 스트레스가 되고 염증을 일으킬 수 있다. 머리 팔 다리의 말초에서 몸을 향하는 일정한 방향성이 있는 림프를 순환시킬 수 있는 방법은 동적인 압력을 가하는 것이다. 즉 운동을 하고 마사지를 하는 것이다.

림프절은 림프계의 중간허브인데 림프계의 구조를 보면 림프절은 대체로 관절에, 특히 가장 크고 강한 움직임이 동반되는 어깨관절과 엉덩관절 주변에 많이 분포해 있다. 자체적인 순환동력이 없는 림프는 주변 근육의 움직임에 의한 압력으로 주로 순환하는데, 몸 중심에 있는 큰 관절 주변의 강한 움직임은 림프의 순환을 촉진시킨다. 역동적인 전신성 운동이라면 뭐든 좋은데 달리기와 댄스 같은 운동은 좋은 예가 된다. 인체 중심의 역동적인 움직임과 포지션에 따른 압력변화가 동반된다는 점에서 성관계도 림프계의 순환에 매우 도움이 된다. 림프계 순환 촉진 외에도, 건전한 성관계는 심리적인 안녕과 호르몬 균형 등 다양한 측면에서 건강 증진 및 유지에 기여한다.

지성 피부와 건성 피부

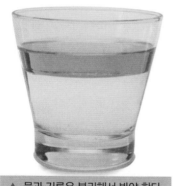

▲ 물과 기름은 분리해서 봐야 한다.

피부 타입은 여러 가지 기준으로 나눌 수 있다.

지성 건성 중성 복합성 민감성 수부지(*수분부족지성) 등등… 이런 것들을 듣다 보면 "얘네들은 대체 뭐고 난 뭔가?"라는 생각이 들기 십상이다. 대충 기름지면 지성이고 아니면 건성일 것도 같은데, 그게 맞아떨어지지 않을 때가 많다.

과연 나는 지성인가, 아니면 건성인가?

※ 처음부터 접근이 잘못되었다.

지성의 반대는 건성일까?

얼핏 반대처럼 보이지만 지성과 건성은 사실 분류 기준 자체가 다르다.

지성은 피지 분비량에 따른 분류, 건성은 피부 수분도에 따른 분류이다.

그러니까 "지성의 반대는 건성일까?" 같은 건 "착함의 반대말은 못생김일까?" 같은 말이다. 애초 분류기준 자체가 다른 것이다.

> 지성(Oily) 피부의 반대는 '비'지성(Not-Oily ; 기름지지 않은)
> 건성(Dry) 피부의 반대는 '비'건성(Not-Dry ; 건조하지 않은)

이다.

피지의 분비는 어느 정도 유전적으로 타고나는 부분도 있지만, 안드로겐에 의해 분비가 촉진되는 측면과 세월에 따라 대체로 분비가 감소되는 측면이 있기 때문에, 젊은 남성의 경우 지성타입 피부가 많고, 나이가 많은 여성의 경우 대체로 비지성 타입이 많다.

그렇다면 지성이면서 건성 피부라는 것은, '뜨거운 아이스 아메리카노' 같은 것이 아니라는 말이다. 즉 공존할 수 있는 것이다.

얼핏 생각하면 위 그림의 컵에 담긴 기름층처럼, 피부 수분 유출을 막는 피지 코팅이 적으면 피부가 건조한 것이 당연하게 느껴진다. 하지만 피부라는 세계는 그렇게 단순하지 않다. 때문에 우리는 다음 두 가지를 기억할 필요가 있다.

> 1) 지성 피부가 아니라고 해서 피부가 기름지지 않은 것이 아니다.
> 2) 피부의 기름층은 크게 두 종류로 구성되어 있다.

그럼, 피부의 기름층 두 종류는 무엇일까? 그것은 다음 장에서 살펴보도록 하자.

피부의 두 가지 지질
– 피지와 각질세포 사이 지질

피부는 인체의 최전방, 생명의 방어기관이다. 물은 생명활동의 근간이며, 이러한 근간이 되는 수분의 유출을 방어하는 것도 피부의 중요한 역할이다.

피부의 지질은 수분의 증발을 막는 역할을 한다. 피지 분비가 많은 피부는 적은 피부보다 보습에 유리한 것은 사실이다. 하지만 피지보다 중요한 지질 성분이 있다. 바로 '각질세포 사이 지질'이다.

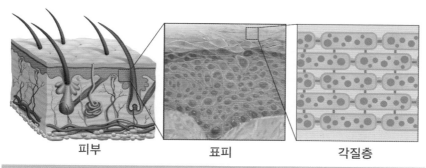

피부   표피   각질층

▲ 각질층의 구조 모식도

각질층(Stratum corneum)은 피부 표피의 가장 바깥층에서 외부세계와 만난다. 각질층은 핵이 없는 10~25층의 납작한 각질세포층으로 구성되어 있으며 약 10~20um(0.01~0.02mm)의 두께를 갖는다.

그리고 벽돌처럼 쌓여있는 각질세포들 사이를 시멘트처럼 견고하게 채우고 있는 것이 '각질세포 사이 지질' 성분이다.

각질세포 사이 지질은 건조시킨 각질층 무게의 14%를 차지한다.

체내의 일반적인 조직의 수분 농도는 약 70%, 지질 방어막이 고함량된 각질층의 정상 수분 농도는 약 30%내외이며 깊은 층으로 갈수록 서서히 지질성분이 줄고 수분 농도가 높아진다.

각질세포 사이 지질은 각질세포 사이에서 길게 연결되어 특징적인 지질 이중막의 층판 구조를 형성하고 막이 층층이 견고하게 쌓이면서 라멜라 구조(Lamellar structure)을 형성한다.

그래서 각질세포 사이 지질은 피지와 같이 피지선에서 합성 및 분비되지 않고, 피부의 층판소체라는 곳에서 분비된다. 때문에 피지처럼 피부 표면에서 흐르지는 않는다.

지방의 분비 주체가 다른 만큼 지질의 구성성분 또한 많은 차이가 있다.

각질세포 사이 지질의 성분은 주로 세라마이드, 콜레스테롤, 지방산으로 구성되어 있는 반면, 피지의 구성성분은 중성지방, 왁스 에스터, 스쿠알렌 등으로 구성되어 있다.

비유한다면 각질층은 핸드폰 액정의 오리지널 강화 유리, 피지는 그 위에 씌우는 보호 필름의 역할과 유사하다. 핸드폰 액정이 깨지는 것과 핸드폰 보호 필름이 깨지는 것 중에서 무엇이 더 마음이 아픈지를 생각해 보면, 어느 지질의 역할이 더 중요한지 쉽게 알 수 있다.

정리하자면, 피부의 보습을 위한 지질은 크게 두 종류로 나뉜다.

첫 번째는 각질층의 각질세포 사이 지질, 두 번째는 피지선에서 분비되는 피지. 이중 우리가 잘 알고 있는 것은 두 번째, 피지이다. 주로 여드름의 원인으로 많이 들어봤을 것이나, 피지 분비가 보습을 위해 필요하다는 것 정도는 대부분 인지할 것이다.

하지만 두 종류의 지질 중, 더 중요한 역할을 담당하는 것은 우리가 잘 모르고 있었던 지질, 바로 각질세포 사이 지질이다. 피부 장벽이 손상되어 각질층이 제 기능을 하지 못할 경우, 피지의 코팅에도 피부는 건조해질 수 있다.

그럼 이를 바탕으로, 피부 타입에 대한 여러 오해들을 바로잡아 보도록 하자.

Q_ 지성 타입은 피부가 건조하지 않다? (X)

A_ 피부 장벽 상태가 좋지 않을 경우, 피지 분비가 많은 지성 피부도 건조할 수 있다.

Q_ 지성 피부가 아니면 여드름이 발생하지 않는다? (X)

A_ 부위에 따라 다르지만, 일반적으로 1cm2당 100개 이상의 피지선이 분포해 있다.

비지성 타입의 피부는 피지선의 활동이 적은 것이지 활동을 하지 않는 것이 아니다. 피부 장벽이 손상된 상태에서는 비지성 타입의 피부도 일부 발달한 피지선에 과도한 자극과 모낭입구의 각질 축적 등으로 여드름이 생길 수 있다.

Q_ 지성 피부인 경우 보습제를 사용할 필요가 없다 ? (X)

A_ 피부가 건조할 때 피지선은 피부를 건조함으로부터 방어하기 위해 더욱 활성화된다.

적절한 보습관리는 피지선을 안정화하여 트러블을 예방한다.

그럼 지성 피부와 비지성 피부는 각기 어떤 문제를 조심해야 할까?

피지선이 발달한 지성(Oily) 타입의 피부는 적절한 피부관리가 동반되지 않을 경우, 여드름이 호발하고 피지의 많은 교통량으로 인해 모공이 넓어지기 쉽다.

피지선이 발달하지 않은 비지성(Not-Oily) 타입의 피부는 적절한 피부관리가 동반되지 않을 경우, 2차 방어선의 부재로 지성 타입 피부보다 더 쉽게 건조해질 수 있고, 피부 노화의 촉진, 잔주름 발달, 민감성 피부로 진행 등이 쉽게 일어날 수 있다.

건성은 피부 타입이 아니다. 정확히는 개선이 필요한 '피부 상태'라고 할 수 있을 것이다. 지성 피부든 비지성 피부든, 피부는 물을 필요로 하며 그것이 부족한 상태가 되어선 안 된다. 어떤 피부 타입이든, 피부는 적절한 수분농도를 유지해야 한다.

즉, 지성과 비지성 타입의 피부 모두, '건성'이 되지 말아야 한다. 결국 모든 피부에서 관리의 핵심은, 피부장벽을 건강하게 유지해서 촉촉한 피부상태를 잘 유지하는 것이다.

피부가 힘든 계절 겨울, 보습의 중요성

겨울은 축복이며, 아름다운 계절이다. 사계절 중 겨울이 있다는 것은 축복이다. 겨울이 없는 열대우림지역의 별명은 '녹색 사막'이다. 겨울이 없고 습한 곳은 곰팡이와 해충과 병균의 천국이다. 때문에 토지가 비옥하려면 겨울이 있어야 한다. 왜냐하면 겨울 동안 병충해와 세균과 곰팡이 등은 죽고, 가을과 겨울을 지나 쌓인 낙엽은 땅을 비옥하게 해주기 때문이다. 하얗게 내리는 눈이 아름다운 겨울은, 아름다운 봄과 여름, 풍요로운 가을을 맞이하게 해주는 축복인 셈이다.

이처럼 겨울은 아름답고 축복받은 계절이나, 피부에는 매서운 계절이기도 하다. 건조하고 추운 날씨로 인해 피부라는 최전방은 혹독한 싸움을 치러야 한다. 때문에 겨울이 되면 피부과를 찾는 환자분들이 늘어난다.

이렇듯 날씨가 추워지기 시작하면, 겨울이라는 혹독한 싸움을 치른 피부들에 오는 전형적인 증상들이 많아진다.

하얗게 일어난 각질, 갈라지고 건조한 느낌, 울긋불긋한 피부톤, 이에 동반된 가려움 증상 등이, 전형적인 피부건조증의 증상들이다. 이러한 증상으로 피부과를 찾는 분들은 대개 피부 보습에 신경을 잘 쓰지 않거나 그러지 못한 경우가 많다.

"피부가 건조한 게 나쁜 건가요?"

당연히 그게 나쁘다는 건 누구나 다 알고 있다. 촉촉한 피부가 좋다는 것은 누구나 다 알고 있으니 말이다. 하지만 그것은 단순히, 촉촉해서 화장 잘 먹은 얼굴이 예쁘니까 등의, 미관상의 이유로만 좋다는 것은 아니다. 여기서 우리는 기억해야 할 전제가 있다.

"피부도 생명이다."

우리 몸이 건조해지면 어떻게 되는가를 생각해 보자.

몸이 건조해진다는 것은 체수분이 부족해짐을 뜻한다. 체수분이 일정 수준 이상으로 감소하는 상태를 탈수(Dehydration)라고 한다. 체수분이 부족한 상황이 계속되면 우리 몸은 탈수 상태에 빠진다.

수분 손실량	증상(체중 기준)
1~2%	갈증, 불쾌감, 식욕감소
3~4%	운동수행 능력 감소(20~30%) 소변량 감소, 구토감, 무력감
5~6%	체온 조절 능력 상실, 맥박의 증가 호흡의 증가, 정신집중 장애
8%	현기증, 혼돈, 극심한 무력감
10~11%	열사병 상태, 사망의 위험

▲ 수분 손실량에 따른 증상

탈수는 무서운 증상이다. 체중의 3%가량의 수분 손실로도 피부 긴장도가 떨어지고, 맥박이 빨라지면서 어지럽다. 그 정도가 심해질수록 신장 손상, 저혈압, 의식 혼미 등의 증상이 나타나다가, 체중의 10% 이상 손실된 상태가 지속되면 사망에 이르는 무서운 질환이 탈수이다.

"물은 생명이다." "생명의 원천은 물이다."

많이 들어본 말이다. 이것은 말 그대로 사실이다.

일반적으로 성인 남성 체중의 60%가, 여성의 경우는 체중의 55%가 물로 이루어져 있다.

조금 극적으로 표현하자면, 인체는 약 70%의 수용액이라고 할 수 있다.

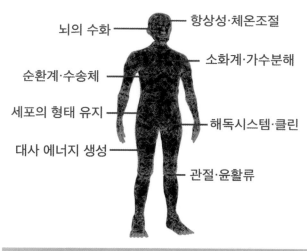

뇌의 수화 ——— 항상성·체온조절

순환계·수송체 ——— 소화계·가수분해

세포의 형태 유지 ——— 해독시스템·클린

대사 에너지 생성 ——— 관절·윤활류

▲ 인체에서의 물의 역할

인체에서의 물의 기능은 너무나 많다. 일일이 열거하면 읽기 귀찮을 정도로 다양하다. 물은 사실상 인체라는 시스템이 작동하는 근간이며, 40조 개의 세포들이 살아가는 환경 그 자체라고 볼 수 있다.

인체에서 수많은 물질의 수송 교환과 전기적 신호의 전달, 모두 물을 통해서만 가능한 일이며, 피부 또한 물을 기반으로 작동하는 인체 시스템의 일부이다. 피부 전체의 수분 농도 또한 약 64%로, 여타 조직과 크게 다르지 않다.

그럼, 피부에서 수분이 부족해지면 정확히 어떤 손상이 일어날까?

피부는 인체의 최전방선의 가장 바깥 껍질이지만, 그 피부 표피에도 가장 바깥층인 각질층(Stratum corneum)은 두께 $10\sim20\mu m$(0.01~2mm)의 조직으로, 건강한 상태일 때의 수분 농도는 약 2~30%. 피부 건조증에서 각질층의 수분 농도는 10% 미만이다.

각질층은 외부 환경으로부터 몸을 방어하는 최전방 전사들이다. 인체의 최전선, 즉 장벽인 셈이다. 장벽은 되도록 단단한 것으로 쌓는 것이 국가수성에 도움이 되듯이, 인체의 최전선도 무르기보단 조금 '단단'할 필요가 있는 곳이다. 때문에 각질층은 지질의 농도가 높고 다소 낮은 수분 농도를 지녔다. 하지만 각질층 역시 적정 수분 농도가 유지되지 않으면 제 기능을 할 수 없다.

피부가 건조한 환경에 노출되면 각질층의 지질이 감소한다. 세라마이드가 감소하고, 지질의 조성 및 함량의 변화는 지질 구조의 변형을 야기하여, 각질층을 통한 수분 손실이 증가한다.

각질층의 탈락 과정은 단백분해효소(Proteases)가 핵심적인 역할을 하는데, 단백분해효소의 활성을 위한 적정 pH는 적절한 수분량에 의해 유지될 수 있다. 하지만 수분이 손실된 각질층은 유연성이 떨어지고 정상적인 각질층의 탈락 과정이 교란된다.

이렇게 피부 장벽이 손상되면 피부는 더욱 건조해진다. 건조한 피부는 피부 장벽 손상의 결과이면서 다시 원인이 되어 피부 건조증을 만성화하고, 장벽이 손상되어 약해진 피부를 통해 유해 자극이나 세균 등에 무방비로 노출되어, 접촉성피부염 세균 및 바이러스 감염 등이 발생한다. 결국 겨울의 각종 피부질환의 원인은 건조함, 즉 물 부족이 핵심이자 대부분이라고 할 수 있다. 하지만 그렇다고 겨울을 원망해서는 안 된다. 앞서 말했듯 사계절 중 겨울이 있다는 것은 축복이다. 이 아름다운 계절, 겨울을 원망하는 대신, 겨울로부터 인체를 지키는 피부를 열심히 도와주어야 한다.

피부도 생명이다. 그리고 생명의 원천은 물이다.

우리 피부는 물을 필요로 한다. 수분을 필요로 한다. 그러니 보습의 중요성은 아무리 강조해도 과하지 않은, 피부 관리의 기초 중의 기초라고 할 수 있다.

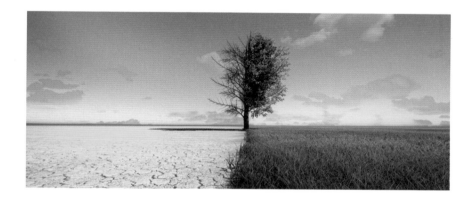

피부의 탄력이란 무엇일까?
(부제 : 중력은 죄가 없다)

세월이 흐르면 피부의 탄력이 떨어진다. 우리 모두 그 사실을 알고 있다. 그리고 우리 모두는 그것을 원치 않는다.

그런데 과연 '탄력'이란 무엇일까? 유명한 검색창에 검색해 보면, '탄력'의 정의는 다음과 같이 나온다.

탄력(彈力)
 1. 용수철처럼 튀거나 팽팽하게 버티는 힘.
 2. 반응이 빠르고 힘이 넘치는 것을 비유적으로 이르는 말.
 3. 탄성체가 외부의 힘에 대항하여 본래의 형태로 돌아가려는 힘.

여기서 우리는 3번 뜻에 대해 조금 더 생각해 볼 필요가 있다.

바람이 차 있을 때 팽팽하던 풍선은, 바람이 빠지면서 표면이 주름지고 힘이 없어 보이게 된다.

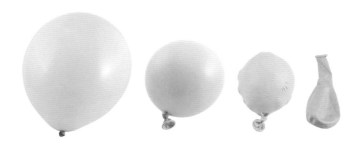

풍선의 탄력이 없어진 것일까? 단지 바람이 빠졌을 뿐인데?

즉, 탄력은 '외부의 힘'에 '대항'하는 힘이다. 그래서 풍선의 경우, 풍선 고무에 장력을 가하던 공기압이 사라지면서 탄력도 같이 약해지게 되는 것이다.

그럼, 이것이 피부 탄력과 무슨 관계가 있을까? 그리고 피부 탄력은 왜 떨어질까?

피부 탄력이 떨어지는 원인으로 일반적으로 지목되는 것 중 하나는 '중력'이다. '장기적으로 중력이 가한 스트레스가 피부를 처지게 만든다'는 것이다.

하지만 탄력 저하의 주범으로 여겨졌던 '중력'을, 이제는 용의선상에서 풀어줄 때가 되었다.

중력은 왜 탄력저하에 죄가 없는지, 그럼 무엇이 피부의 탄력을 떨어지게 만드는지, 많은 석학들이 밝혀낸 연구결과를 바탕으로 한 번 알아보도록 하자.

과연 중력이 안면 조직에 많은 스트레스를 가하는가?

지구에서 중력은 단위 질량에 대해 지구가 작용하는 힘이다.

오래 서있다 보면 피곤하다. 60,000g의 성인을 기준으로 몸 전체에 작용하는 중력은, 우리가 오래 서있는 일에서 피로감을 느끼게 하기는 충분하다.

그렇다면 같은 기준으로, 중력이 안면부 연부조직에는 얼마만큼의 힘을 가할까?

한국인과 서양인의 신체 부위별 피부면적 비교표 (단위: cm^2)

구분	남성			여성		
	한국인	서양인(1)	비율	한국인	서양인	비율
얼굴	419	453	92%	371	380	98%
팔(하완)	1121	1460	77%	947	1067	89%
손	924	1070	86%	779	87	90%
다리(종아리)	2187	2710	81%	1943	2300	84%
발	1224	1380	89%	1038	1210	86%

1) Exposure Factors Handbook(미국 EPA, 2009)

▲ 한국인은 대체로 서양인보다 얼굴이 작은 편이다. 한국인이 '작은 얼굴'을 유독 미적 기준으로 많이 삼는 것도 이 때문일까?

위의 자료들을 바탕으로 어림셈하면 얼굴면적 400cm^2, 두께 1.25cm인 표준적인 성인의 안면 연부조직의 무게는 약 500g이 된다.

대략 핑크 덤벨 하나의 무게인데, 얼굴 전체에 작용한다면 적지 않은 힘으로 생각할 수 있다.

하지만 안면부 연부조직 중 1/3은 중력에 저항해서 힘을 낼 수 있는 조직인 근육이다.

이마와 관자, 눈가의 경우는 뼈의 지지를 받고 있다.

각종 막으로 구획되어 한곳으로 힘이 집중되기 힘든 안면부 연부조직의 구조적 특징과, 지지인대(Retaining ligament)에 의한 강력한 부착력까지 고려한다면, 안면부 연부 조직에 중력이 가하는 스트레스는 더욱 미미해진다.

중력이 죄가 없다고? 그렇다면 피부 조직에 가해지는 주된 스트레스는 무엇일까?

다시 풍선을 떠올려보자.

풍선에서 고무에 가해지는 스트레스의 근원은 내부의 공기압이었다.

안면부의 피부 조직에 가해지는 스트레스의 근원은 주로, 피부가 싸고 있는 내부 조직의 볼륨이다.

조직의 볼륨에 의해 스트레칭 된 교원섬유(Collagen fiber)가 만들어내는 장력이 피부에 가해지는 주된 스트레스를 형성하고, 이에 대한 반발력으로 팽팽한 탄력이 발생하게 된다.

즉, 스트레스는 피부 탄력의 '주범'이 아니라, '탄력 유지'의 요소가 될 수 있는 것이다.

운동(=스트레스) 자극에 의해 볼륨이 유지되는 근육처럼, 피부의 탄력도 '스트레스 없음'이 아닌, 오히려 '적절한 스트레스'에 의해 더 잘 유지될 수 있다.

그럼 피부의 탄력은 노화가 진행됨에 따라 왜 감소하는가? 그야 시간이 지나면 바람이 빠져 쭈글쭈글해지는 풍선처럼, 시간이 흐를수록 노화에 따라 이 '바람'의 역할을 해주어 탄력을 유지해 주는 요소들이 줄어들기 때문이다.

노화에 따른 안면부 연부 조직의 주된 변화 중 하나는, 근육, 피하지방, 그리고 뼈마저도 그 부피가 세월과 함께 점점 줄어든다는 것이다.

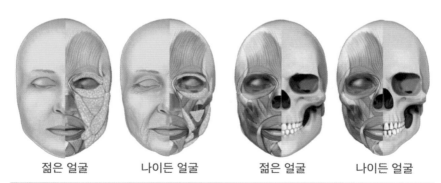

| 젊은 얼굴 | 나이든 얼굴 | 젊은 얼굴 | 나이든 얼굴 |

▲ 노화에 의한 안면부 연부조직 변화

이렇게 줄어든 볼륨은 바람이 빠진 풍선처럼 안면부 피부의 장력을 감소시키고, 텐션이 떨어진 콜라겐은 섬유아세포의 콜라겐 생성 능력을 떨어뜨리게 되면서, 콜라겐 섬유의 노화를 가속, 진피 조직의 '탄성' 자체가 줄어들면서 더 힘없이 처지게 된다.

※ 요약 ※

1) 중력이 안면부 연부조직에 가하는 스트레스는 상대적으로 미미하다. (중력은 죄가 없거나, 죄질이 아주 가볍다.)

2) 피부에 가해지는 적절한 스트레스(장력)는 피부 탄력 유지에 긍정적인 영향을 끼친다.

3) 세월에 따른, 피부 안쪽 구조물들 (근육, 근막, 피하지방층 등)의 부피 감소에 의한 장력 감소가 피부의 탄력과 탄성을 감소시킨다.

피부 탄력 유지를 위한 두 축,
장력과 탄성 유지 방법

피부 탄력의 유지와 개선은 탄력의 두 축, 장력과 탄성에 달려 있다.

그럼 먼저 탄력의 첫 번째 전제 조건인 장력의 유지를 위해서는 어떻게 해야 하는지 알아보도록 하자.

장력 유지의 첫 번째는 볼륨의 유지 및 보충이다.

세월에 의해 발생하는 노화는 인체의 모든 부분에서 저마다의 방식으로 나타난다.

그중 하나가 볼륨의 감소로 인한 형태의 변화인데, 뜻하지 않게 늘어나는 복부의 피하지방과 내장지방을 제외하면, 노화에 따라 대체로 볼륨이 감소한다.

얼굴에서 가장 도드라지는 것은 얼굴 근육과 피하지방의 감소이다. 그렇다면 해당 부분의 부피를 유지/보충함으로써 장력을 유지하면, 그로 인해 피부 탄력을 유지할 수 있다.

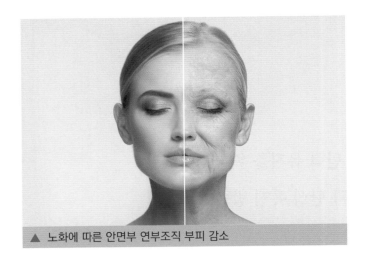

▲ 노화에 따른 안면부 연부조직 부피 감소

즉, 얼굴 근육 부피와 피하지방을 유지하는 것이 피부 탄력의 관건인 것이다.

그럼 볼륨의 유지 및 보충 첫 번째, 피부 근육 부피를 유지하려면 어떻게 해야 할까?

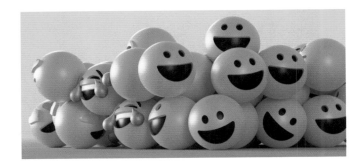

잘 웃으면 된다.

이것은 농담이 아니다.

근육은 안면부 연부 조직 볼륨의 1/3을 차지하고 있다. 그리고 의지로 조직을 끌어올릴 수 있는 유일한 구조물이다.

얼굴 근육도 팔다리에 붙은 근육과 같은 근육(Muscle)이기에 사용하지 않은 근육은 활성도가 떨어지고, 위축되면서 부피가 줄어든다. 이것은 역으로 말한다면 꾸준한 트레이닝을 통해 부피를 유지할 수 있다는 것이다.

잘 웃는 사람은 호감 간다. 심지어 안 늙는다.

평소에 특별한 이유가 없어도 잘 웃는 습관을 들이고, 젊고 호감형으로 보이는 인상을 주는 근육의 단련을 통해, 근육의 부피를 유지할 수 있다.

이것은 의지와 노력으로 볼륨을 유지할 수 있는 유일한 부분이기 때문에, 꾸준히 하는 것이 좋다.

볼륨의 유지 및 보충 두 번째, 피하지방층의 볼륨은 어떻게 유지하고 수복해야 할까?

얼굴의 지방 감소는 노화된 얼굴을 만들어낸다. 하지만 이 얼굴의 피하지방은 근육처럼 훈련을 통해 유지할 수는 없다. 현재 이것은 의학의 힘으로 유지하는 방법이 나와 있으며, 여기에 쓰이는 것들이 바로 필러와 지방 이식, 최근에 나온 볼륨 실 등이다. 이러한 방법들을 통해 줄어든 피하지방의 볼륨을 수복하는 것이다.

그럼 장력 유지의 두 번째, 피부 탄성을 회복시키려면 어떻게 해야 할까?

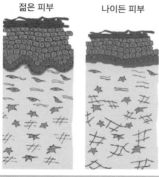

젊은 피부　　나이든 피부

노화가 진행되면서 피부 탄력의 근원인 콜라겐양이 매년 1%씩 감소한다.

콜라겐은 양도 줄지만 동시에 콜라겐 섬유가 뚝뚝 끊어지면서 탄력 기능도 함께 떨어진다.

현재 이것을 수복시키는 다양한 기술들이 있으며, 기기마다 디테일한 작용원

▲ 피부 노화에 의한 진피 콜라겐의 감소

리는 매우 다양하지만, 기본적으로 피부 진피층에 고주파 에너지로 진피 조직의 온도를 45~55℃까지 높이는 방법을 쓴다. 해당 온도에서 콜라겐 단백질의 구조가 변형되면서 콜라겐 섬유가 수축하고, 새로운 콜라겐의 생성을 촉진한다. 그리고 고주파를 이용한 진피 재생은 피부 탄력을 개선시킴과 동시에 피부 볼륨을 회복시킨다.

그럼 피부 탄력을 유지하기 위해서 개개인이 할 수 있는 노력은 어떤 것들이 있을까?

첫 번째, 어릴 때부터 주욱 계속, 과하게 살이 찌지 않게 하는 것이다.

피부는 임계 이상의 장벽을 받으면 늘어난다. 성장기 청소년들이 키가 급격하게 크면서 살이 트는 것, 임신에 의해 복부가 팽창하면서 피부가 늘어나는 것 등이 그 대표적인 예들이다. 이렇게 늘어난 피부는 자연적으로 줄어드는 데는 한계가 있다.

나이가 어릴 때는 그래도 복원력이 있다. 어린 나이에는 살이 쪘다가 빠져도 어느 정도 복원이 되는 것으로 알려져 있다. 하지만 이미 늘어진 중년 이상의 피부는 이러한 복원 능력을 상당부분 잃어버린 후이다. 30대 이상의 주변인들 혹은 연예인들 중에, 급격한 다이어트를 하고 나면 그 이후에 얼굴도 급격히 노화되듯 처지는 걸 볼 수 있다. 이것도 결국 복원력을 잃은 피부의 장력이 줄어들며 탄성이 떨어지는 현상이라 볼 수 있다. 그렇기 때문에 피부 탄성 유지를 위해선, 일정수준 나이 이상부턴(대략 30대 이후) 급격한 다이어트는 삼가는 것이 좋다.

하지만 지나친 비만은 당뇨병과 성인병을 비롯한 각종 질병의 원인이 되고, 쾌적한 삶을 살기 어렵게 만든다. 떨어지는 피부 탄성보단 비만이 더 미의 기준에서 박한 평가를 받을 때도 많다. 건강과 아름다움을 위해서는 다이어트를 아예 포기할 수는 없는 노릇이다.

그렇다면 어떻게 해야 할까? 지나친 다이어트를 할 필요가 없는 삶을 젊어서부터 유지하는 것이 가장 좋다. 기본적인 피부 면적이 늘어나지 않도록, 체중을 본인의 만족도와 삶의 질과 건강 모두를 만족시킬 수 있는 범위 내에서 적정범주로 유지하는 것이다.

두 번째, 피부를 건강하게 유지하는 것이다. 너무나 뻔한 이야기지만, 너무나 사실이기도 하다.

피부 탄력을 유지하기 위해서는 피부 진피층의 콜라겐 섬유의 구조와 양을 잘 유지해야 한다. 이는 결국 피부를 건강하게 잘 유지해야 한다는 말이다. 피부의 바깥층을 건강하게 유지할 수 있는 보습제와, 자외선에 의한 콜라겐 분자의 손상을 막도록 도와주는 자외선 차단제의 사용, 충분한 물 섭취를 통한 진피층의 수분농도 유지, 꾸준한 운동, 비타민 등 항산화제의 복용을 통해, 산화 스트레스로 콜라겐 분자가 손상되는 것을 막는 노력을 해볼 수 있다.

시간이 지나면 바람을 채운 풍선에서 바람이 빠지듯이, 나이가 들면 피부 탄성이 떨어지는 것은 어쩔 수 없는 자연현상이다. 하지만 개인의 노력과 과학의 힘이 결합되면, 이렇게 바람이 빠지는 시간을 최대한 늦출 수 있는 방법들이 많이 있다.

파괴의 신 시바를 통해 본,
피부 시술의 손상과 회복의 원리

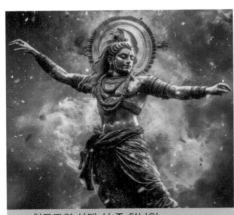

▲ 힌두교의 삼대 신 중 하나인
파괴의 신 '시바'

힌두교의 신 '시바'는 자연 현상의 파괴적이고 거칠고 무시무시한 면을 신격화한 존재이다. 파괴신 시바는 역설적이게도, 동시에 창조신이기도 하며, 변화와 재생, 욕망과 물질의 신이기도 한 다면성을 지니고 있다.

왜 그럴까?

무한히 순환하는 세계관의 힌두교에서는 가을과 겨울이 있어야 다시 봄과 여름이 오듯, 파괴와 소멸의 과정 자체를 재창조의 과정으로 여긴다.

그래서 파괴의 신은 동시에 창조의 신이기도 한 것이다.

힌두교의 이러한 사상은 종교의 관점 중 과학적 사실과 가장 근접한 사상이기도 한다.

우주에서도 지구에서도 에너지는 흐른다. 이때 지구에서는 에너지가 다양한 형태로 전환되는 과정에서 수많은 형태의 물질 구조가 생성과 소멸을 반복하지만, 특별한 예외상황이 아닌 경우 지구상의 대부분의 물질은 수십억 년 전부터 지금까지, 한결같이 지구에 그대로 있다. 억겁의 세월 동안, 이 물질들은 지구라는 계의 내부에서 순환해 왔다.

노화의 주된 특징 중 하나는, 기능적으로 온전했던 구조가 기존의 질서를 잃고 기능성이 떨어지는 구조로 변해가는 것이다. 기능이 떨어지고 상호작용을 벗어난 노화세포가 축적되는 것 역시 노화의 특징이다.

노화 역시 크게 보면 지구가 지난 수십억 년 동안 반복해 왔던 생성과 소멸에서 소멸로 향해 가는 과정일 뿐이다. 하지만 우리는 그 과정을 최대한 늦추고 싶어 한다. 그리고 아니러니하게도, 이 '생성과 소멸과 생성'의 과정을 반복하는 순환 과정을 통해 노화를 늦추는 방법들이 많이 나왔다. 이것이 사실 내가 하는 일의 핵심 원리 중 하나이다.

피부 콜라겐의 합성을 촉진하는 고주파 계열 시술의 원리를 자세히 들여다보면, 위의 원리가 적용된다. 피부의 탄력 저하에서 콜라겐 농도의 저하보다 중요한 것은 분절되어서 실질적인 탄력 형성을 하지 못하는, 비기능성 콜라겐 분자들이 낙엽처럼 쌓이는 것이다.

이런 콜라겐 분자들을 고주파로 자극하면 구조의 변화가 일어나서 면역세포에 의한 분해가 원활히 일어나고, 그렇게 낙엽이 사라진 자리를 새로운, 피부의 탄력을 제공하는 콜라겐 분자가 차지하게 된다.

현대 의학의 산물인 레이저로 노화되거나 문제 많은 조직을 날려버려 문제 있는 조직을 파괴해 버리면, 조직 내 빈 공간이 발생한다. 이렇게 조직 내 빈 공간이 발생하면 손실 부위를 메꾸려는 피부의 재생능력으로 기존의 조직이 젊고 건강하고 안정적인 조직으로 재편된다. 즉, 일종의 구조조정인 셈이다. (더군다나 이 구조조정은 인간의 회사와는 달리 실업자를 양산하지도 않는다.) 이렇게 파괴를 통한 순환은 마치 생명의 순환 과정과 닮아 있다. 애초 이러한 생명의 원리와 시스템을 이용하여 만드는 기술이니, 이것은 인위적인 시술이라기보단 **생명의 순환원리와 인체의 회복능력을 극대화하여 본래의 아름다움을 극대화시키고 되찾는 기술에 가깝다.**

운동의 원리를 생각해 보자. 운동은 평온한 상태로 잘 있는 근육에 인위적이고 힘든 부하를 가한다. 그로 인해 근육에 미세한 손상이 생기고, 약하거나 불량한 기능의 근육세포가 탈락한다. 근육섬유에 생긴 손상이 회복되는 과정에서 더 크고 기능이 좋은, 강하고 질 좋은 근육이 탄생한다.

피부과의 시술들 중 상당수는 정확히 이와 같은 원리로 피부를 더 건강하고 기능성이 좋게 만들어 준다. 근육의 파괴와 회복능력을 통해 얻은 근육질의 건강하고 아름다운 몸이 인위적이지 않고 본래의 몸의 아름다움을 극대화시켜 주듯이, 이러한 기술 역시 마찬가지이다.

결국 이러한 기술들은 힌두교 파괴의 신 '시바'를 닮아 있다. 일단 파괴의 성질을 기본으로 깔고 들어가지만, 동시에 창조하며, 변화와 재생을 촉발시킨다. 젊어지고자, 아름다워지고자 하는 인간의 근본적인 욕망을 담고서.

팔자는 고쳐 쓸 수 있다
- 팔자주름이란?

"걔는 팔자주름이 깊어서 팔자가 쎈가봐."

누군가가 다른 사람을 험담하면서 했던 재밌는 말이다.

세월의 흐름과 함께 깊어지는 팔자주름은 노화현상 중 하나인 만큼, 나이 들어 보이게 하는 것이 사실이다. 나이보다 팔자주름이 유달리 깊으면 나이보다 나이가 들어 보이기 마련이니 남들보다 힘들게 살아왔을 거 같단 생각이 들게 만들긴 할 거 같아, 관상학적으로 어떨지는 몰라도 팔자주름이 깊으면 팔자가 쎄 보인다는 것이 일리 있는 말일 듯도 하다. 그리고 이름과 어울리게도, 팔자주름은 다른 주름들과는 다르게 팔자(八字)처럼 타고나는 것이기도 하다.

영화 '퀸카로 살아남는 법' '노트북' '시간 여행자의 아내' 등에 출연한 배우 레이첼 맥아담스는 웃는 모습이 아름답기로 유명하다. 레이첼 맥아담스의 활짝 웃는 상큼한 모습을 보면, 보는 사람들까지도 기분이 상큼하게 좋아진다. 이 미소를 완성시키는 것이 아이러니하게도, 활짝 웃으며 깊게 파이는 팔자주름이다.

레이첼 맥아담스 뿐만이 아니다. 갓난아기의 귀여운 배냇웃음조차도 팔자주름이 완성한다. 이처럼 노화가 진행되지 않는 상태에서도 잡히는 주름이라는 점에서부터, 팔자주름은 다른 주름들과는 조금 차별점이 보인다.

우리가 단순하게 주름이라고 통칭하는 것을, 영어에서는 Line, Wrinkle, Rhytid, 우리말로 접힘이라 직역되는 Crease, Fold 등으로 분류한다. 여기서 Line과 Wrinkle은 같은 해부학적 부위에 생기는 주름의 깊이에 따른 분류, Crease와 Fold는 서로 다른 두께를 가진 두 개의 해부학적 부위가 만나는 곳에서 생기는 주름의 깊이에 따른 분류이다.

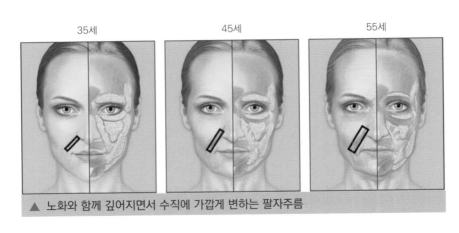

| 35세 | 45세 | 55세 |

▲ 노화와 함께 깊어지면서 수직에 가깝게 변하는 팔자주름

서로 성질이 다른 두 부위가 만나는 곳에서 경계가 지는 것, 즉 주름이 생기는 것 자체는 자연스러운 현상이다. 이중 팔자 주름은, 얇은 윗입술 부분과, 근육과 지방층 등으로 두꺼운 앞광대 부분이 만나는 곳에서 생긴다. 그리고 이 주름은, 나이가 들수록 점점 수직으로 깊어진다.

팔자주름 자체는 갓난아기의 미소까지도 완성시키는 타고난 요소이지만, 그것이 점점 깊어지고 수직으로 점점 더 힘없이 떨어지는 것은 노화의 표상, 즉 늙어보이게 만드므로 고민의 요소가 된다. 이렇게 팔자주름이 깊어지는 원은 크게 두 가지, 1) 팔자주름 상부의 탄력 저하, 2) 팔자주름 자체의 깊이 증가, 이렇게 나눌 수 있다. 1), 2), 원인 모두가 팔자주름이 깊어지는데 기여하지만, 2) 원인이 좀 더 주된 역할을 하는 경우가 많다.

깊어지는 원인은, 결국 노화에 따른 볼륨의 감소이다. 윗입술과 앞광대 사이에서 볼륨을 형성하던 지방층의 부피가 나이가 듦에 따라 감소하게 되면 그로 인해 위쪽 부분이 더 힘없이 처지고, 결국 팔자 주름은 더 깊어지게 된다.

현재는 이것을 수복시키는 여러 기술들이 나와 있다. 먼저 팔자주름의 첫 번째 원인인 탄력의 저하 부분을 개선하는 방법이다. 해당 부분의 탄력을 개선함으로써 수복시키며, 여기에 비침습적 방법으로 고강도집속초음파(HIFU) 계열 시술과 고주파(RF) 계열 시술 등이 있다. 침습적인 방법으로는 필러를 이용해 주저앉은 앞볼 부분의 볼륨 수복을 통해 끌어올리는 방법과, 실리프팅 등으로 중안면부를 당겨 올리는 방법 등이 있다.

팔자 고치는 건 힘들지 몰라도 이제 팔자주름은 고쳐 쓸 수 있다. 정확히는 본래의 팔자주름 정도를 유지하는 것에 가까울 것이다. 태어날 때부터 팔자처럼 달고 사는 팔자주름, 아름다운 미소를 만들며 아기부터 노인까지 누구나 갖고 있는 것이지만, 세월에 따라 너무 깊어지지 않고 본래의 팔자주름에 가까운 모습으로 유지한다면, 본인에게 잠재된 온전한 아름다움을 유지하는 데 도움이 될 수 있다.

얼굴의 점, 특징과 매력인가, 옥의 티인가?

드라마 '아내의 유혹'에 보면, 여주인공 구은재는 왼쪽 눈가 아래에 작은 점 하나를 찍고 완전히 다른 사람이 된다. 심지어 가족도 못 알아본다. 이것은 수많은 패러디를 양산시킨, 도저히 말이 안 되는 극적 장치이다. 하지만 점 빼는 일을 많이 하는 사람으로서는 꽤나 생각해 볼 부분이 많은 장치였다.

또한 영화 '관상'을 보면, 예쁘장한 얼굴에 비해 남자에게 인기가 없던 기생이 코에 한가인 같은 점을 만듦으로써 관상학적으로 바뀌어 인기가 폭발하는 설정이 나온다. 한가인, 고소영 등, 코의 점이 매력 포인트인 연예인들이 꽤 있기 때문에, 점 하나 찍었다고 다른 사람이 되어 사람을 못 알아보는 '아내의 유혹' 구은재에 비하면 그나마 말이 되는 설정이다. 물론 한가인이나 고소영은 코에 점이 없었어도 예쁘고 인기 많았을 것이고, 예쁜 얼굴에 점이 있어서 점도 매력 포인트로 보이는 것일 테지만 말이다.

점이 있을 때와 점이 없을 때, 우리는 얼마나 다른 사람일까? 과연 점 하나 추가하거나 뺀다고 다른 캐릭터가 될 수 있는 것인가?

일단 '나'라는 캐릭터가 어떻게 만들어지는지를 생각해 보자.

우리는 세상에 태어나 자라면서 자아를 형성해 나간다. 우리가 '나'라고 생각하는 것은 나의 신체와 외모, 살아온 과정, 가족 및 나와 연결된 주변인들과 그들과의 관계, 과거의 경험과 행보, 성취한 일들과 직업 조건, 소속 집단, 성격과 사고방식 등 다양한 요소가 있을 것이다.

그중 무엇이 진짜 '나'일까?

어쩌면 모두 '나'일 수도 있고, 모두 '나'의 껍데기일 뿐 내가 아닐 수도 있다. 이러한 외부적 프레임과 실제 내 본질과의 현격한 차이를 느낄 수 있는 대표적인 소설이 알베르 카뮈의 '이방인'이다. 우발적/정당방위적 살인으로 비교적 가볍게 넘어갈 수도 있었던 죄를 지은 주인공은, 현실의 흐름에 따라 '어머니의 장례식에서 별로 슬퍼하지 않았다'라는, 어찌 보면 개인의 감정에 불과하고 죄와는 전혀 상관없는 일로 인하여, '어머니의 죽음을 우습게 아는 파렴치한 패륜아 살인마'라는, 주인공의 본질과는 별로 상관없는 프레임이 씌워진다. 현실의 흐름에 따라 제멋대로 규정된 주인공의 프레임 그 자체가, 주인공의 본질과는 현격히 다른 '이방인'인 것이다. 그래도 어쨌든 그 프레임은 주인공이 충동적으로 살인을 저지르고 거기에 죄책감도 느끼지 못하면서, 어머니의 장례식에서 슬퍼하지 않았다는 본인의 소프트웨어적 행동에서 촉발된 것이기는 하니, 결국 본인의 본질과 상관없어 보이는 그 이방인 같은 프레임조차도 주인공의 발자취를 담고 있긴 하다고도 볼 수 있다.

나의 본질과는 상관없는 방향으로 제멋대로 씌워질 수도 있는 외부적 프레임과는 달리, 신체는 무조건 '나'를 이루는 요소이다. 하드웨어적으로 우리는 약 40조 개의 세포로 구성된 유기체이다. 약 5일 주기로 탈락되는 장 상피부터 수십 년간 자리를 지키는 뇌세포까지 다양하지만, 7년을 주기로 대부분의 세포는 한 번 이상 교체된다.

내적 소프트웨어의 경우, '사람 안 변한다'는 말에 공감하는 사람이 많을 정도로 어떤 본질은 변하지 않아 큰 틀에서는 비슷해 보일 수 있다. 하지만 이것도 우리가 새로운 경험, 활동, 관계, 새로운 학습과 깨달음 등에 의해 조금씩 변해간다.

미노타우로스를 죽인 후 아테네에 귀환한 테세우스의 배를 아테네인들은 팔레론의 디미트리오스 시대까지 보존했다. 그들은 배의 판자가 썩으면 그 낡은 판자를 떼어버리고 더 튼튼한 새 판자를 그 자리에 박아 넣었다.

커다란 배에서 겨우 판자 조각 하나를 갈아 끼운다 하더라도 이 배가 테세우스가 타고 왔던 "그 배"라는 것은 당연하다. 한 번 수리한 배에서 다시 다른 판자를 갈아 끼운다 하더라도 마찬가지로 큰 차이는 없을 것이다. 하지만 그렇게 계속 낡은 판자를 갈아 끼우다 보면 어느 시점에는 테세우스가 있었던 원래의 배의 조각은 하나도 남지 않을 것이다. 그렇다면 그 배를 테세우스의 배라고 부를 수 있는가?

_ 플루타르코스

'테세우스의 배'는 시간이 지나며 구성이 하나하나 변해가는 사물의 변화 속에서, 그 정체성이 지속되는지에 대한 유명한 난제이다.

특정 시점의 '나'라는 것은 '테세우스의 배'와도 같다. 특정 본질적 요소들에 의해 구성되는 영원불멸의 실체라기보다는, 역동적으로 변화하는 구성 요소들로 이루어진 일종의 '브랜드'라고 할 수 있다.

이를 바탕으로 역으로 생각하면, 우리가 일부러 떠올리는 일은 드물지만 내 몸에 붙어 있는 점들도 미미하게나마 나 자신의 '브랜드'를 구성하고 있는 일부일

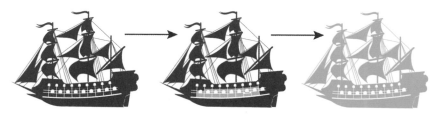

▲ 무엇이 진짜 테세우스의 배인가

수 있다.

산술적으로 따지면 60,000g의 사람에게 1mm 반구형의 점은 약 0.0000004%, 2mm 반구형의 점은 약 0.000003% 3mm~0.000012% 4mm의 경우 약 0.000026% 정도가 된다.

수치상으로는 극히 미미하지만, 점이 있고 없고에 따라 나라는 사람이 이전과 다른 사람일 수 있다는 생각은 재미있게 느껴진다. 있고 없고에 따라 어쨌든 0.000026% 다른 사람이 될 수도 있는 것이다.

그럼, 점은 특징과 매력인가, 옥의 티인가? 물론 둘 다 될 수 있다. 현대 의학의 발달로 점 정도는 이젠 매력이 되는 것만 취사선택이 가능하다. 남기고 싶은 점은 남기고, 빼고 싶은 점은 빼서, 갖고 있는 매력을 다듬고 장점을 극대화 시키는 걸 목표로 한다는 것에서, 이것도 결국 다른 미용 시술들과 마찬가지로 본질은 같다.

[Tip]

점 제거 후 관리

　점 제거는 인위적으로 상처를 만들어내는 시술이다. 몸에서 원치 않는 부분을 제거했지만 이후 소실된 부분만큼 충분히 재생이 되어야 하기 때문에, 점 제거 시술은 시술 후 관리가 매우 중요하다.

1. 습윤밴드를 1~2주간(최소 1주간) 유지한다. 갈아주는 주기는 상처에 불필요한 자극을 주지 않도록 2~4일에 한 번 갈아주는 것으로 족하지만, 초기에 삼출물이 많이 나올 때는 삼출물이 바깥으로 새면서 감염의 원인이 되거나 떨어질 수 있기 때문에 습윤밴드가 충분히 부풀어 오르면 바로바로 갈아주는 것이 좋다.

2. 상처에 물이 들어가지 않도록 주의한다.

3. 상처에 염증을 일으킬 수 있는 음주, 흡연, 사우나 등은 최소 1주일간 피한다.

아름다운 얼굴형을 만드는 요소들과 노력들

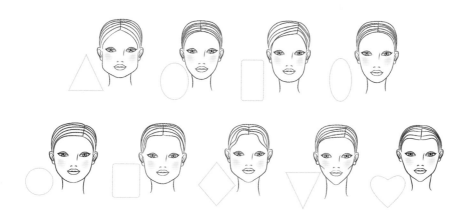

사람이 제각각이듯 타고난 얼굴형 또한 천차만별이다.

하지만 그중 사람들이 선호하는 얼굴형은 어느 정도 비슷비슷한 편이다.

아래쪽은 갸름하고 가볍고, 위쪽은 오밀조밀하게 탄탄한 하트나 역삼각형, 혹은 곡선의 미를 중시한다면 원형 혹은 타원형의 얼굴형에 선호도가 높은 편이다.

그래서 흔히 한국 문학에서 미녀를 묘사할 때는 '달걀형 얼굴', 서양 문학에서 미녀를 묘사할 때는 '하트 모양 얼굴(Heart-shaped face)'이란 표현을 흔히 쓰곤 한다. 이것은 결국 '아름다운 얼굴형'을 표현하는 것이고, 이 표현이 미녀들을 묘사할 때만 주로 쓰이는 것으로 봐선, 갸름한 얼굴은 어디서나 대중적이고 객관적인 미의 요소라고 볼 수 있을 것이다.

얼굴형을 결정하는 요소에는 타고난 골격, 근육의 활동, 피하지방의 분포, 피부와 근막의 탄력도, 그리고 '얼굴의 샘'인 침샘이 있다.

얼굴의 샘은 구강으로 음식물을 소화시키기 위한 침을 분비하는 외분비(몸 밖으로 분비) 기관이며, 귀밑샘(Parotid gland), 턱밑샘(Submandibular gland), 그리고 혀밑샘(Sublingual gland)이 있다. 이 중 귀 아래쪽을 둘러싸고 있는 귀밑샘의 경우, 세월이 흐르면서 크기가 커지는 경우가 많다. 과식이나 과음을 하는 습관이 있을 때, 구토하는 습성이 있을 때 쉽게 커진다.

이렇게 침샘발달로 생기는 사각턱은 턱근육이 커져서 생기는 사각턱과는 다른 형태를 보이게 된다. 좀 더 앞쪽에서 턱뼈에 단단히 붙어 있는 턱근육과는 다르게, 좀 더 바깥 아래쪽에 있는 귀밑 침샘이 커지면, 얼굴의 무게중심이 좀 더 아래쪽으로 가면서 얼굴의 좌우 폭을 크게 넓히게 된다. 침샘의 형태에 따라 귀 뒤쪽부분이 많이 붉어지기도 한다. 이는 얼굴형이 위에 말한 '달걀형 얼굴'이나 '하트 모양 얼굴'과는 상당히 거리가 멀어지게 만든다. 다시 말해 보편적으로 아름다움을 느끼는 형태와는 거리가 있게 되는 것이다.

비대해져서 보편적인 아름다움을 해치는 침샘은, 귀밑 침샘 보톡스를 활용해서 축소시킬 수 있다. 침샘뿐만 아니라 근육의 부피를 줄이고 불균일한 근육을 더 균일하게 하여, 원래 가지고 있는 본바탕에서 최대한 갸름한 얼굴을 갖는 것이 가능해졌다.

그래도 아름다운 얼굴형을 위해서는, 생활습관 교정도 중요하다. 과음/과식 등 침샘을 자극할 수 있는 습관을 교정하고, 먹고 토하는 습관을 절대 갖지 않도록 하는 등, 아름다움에는 현대 의학기술과 더불어 개인의 노력이 함께해야 한다.

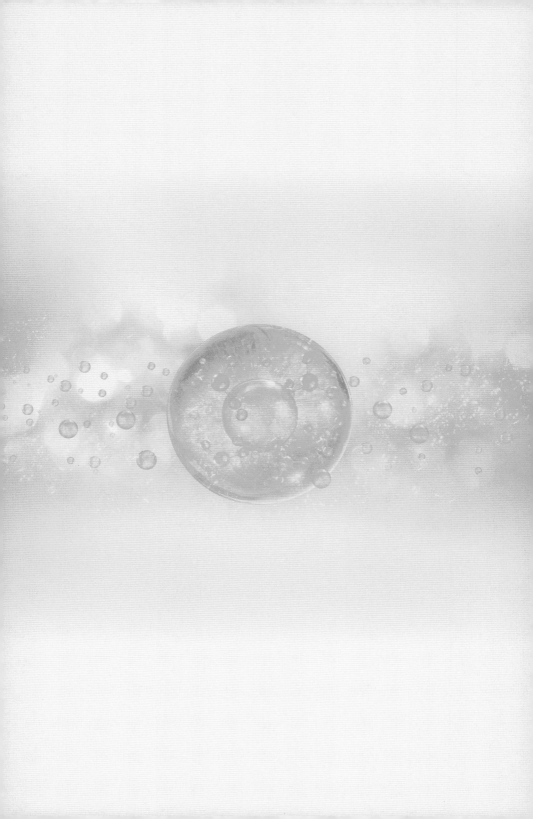

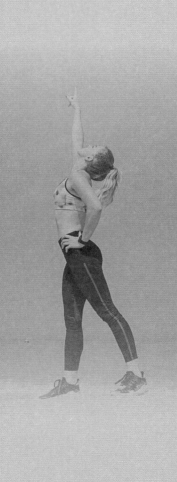

PART

3

안티에이징의 모든 것

우리의 몸은 가장 중요한 자산이다

가수 아이유가 국내 최고 분양가를 기록한 서울 강남구 에테르노청담을 130억 원에 분양받아 화제가 된 적이 있다.

집을 포함한 부동산이 대한민국 총자산의 약 65%를 차지하고 있다. 사실 자산 중에, 그 안정성과 효용성을 따지면 부동산만 한 게 잘 없다. 비싸고 좋은 집은 예로부터 경제력과 사회적 지위를 나타내는 척도이기도 했다.

하지만 럭셔리 하이엔드 고급주택을 소유하지 못했다 해도, 우리도 아주 좋은 집 세 개는 가지고 있다.

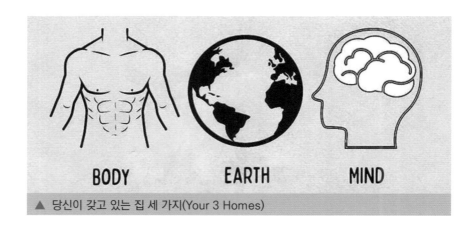

BODY　　　EARTH　　　MIND

▲ 당신이 갖고 있는 집 세 가지(Your 3 Homes)

바로 우리가 살아가는 **아름다운 지구**,

그리고 자아가 거주하는 **신체**와 **정신**이다.

이는 어떻게 관리하느냐에 따라 어떤 고급주택보다 더 큰 행복과 즐거움도, 괴로움과 슬픔도 가져다줄 수 있는 진정한 집이다. 비록 황궁에 산다 해도 가장 중요한 이 육체라는 집을 관리하지 못하면 모든 것을 무너뜨릴 수도 있는, 아주 강력하고도 중요한 자산이다.

러시아 황실이 왜 망했는가?

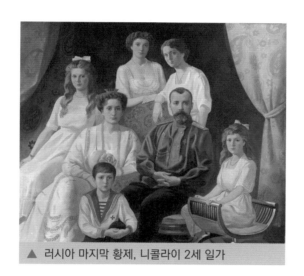

▲ 러시아 마지막 황제, 니콜라이 2세 일가

건강 때문이다.

비록 건강관리 못 해서 얻은 병이 아니라 유전병이지만, 황실의 멸망을 부른 것은 결국 알렉세이 황태자의 건강이 주요 원인이 되었다. 유럽 황실 중에서도 손꼽히는 절대권력과 재력, 훌륭한 외모(러시아 마지막 황제, 니콜라이 2세 일가는 외모까지 모두 훌륭하기로 유명하다), 화목한 가정, 그 모든 것이 알렉세이 황태자의 건강에서 촉발된 문제에서 가장 큰 균열이 생겨 무너졌다. 알렉세이 황태자의 건강 문제 때문에 황실은 요승 라스푸틴에 빠져 실정을 했고, 이것은 러시아 혁명을 일으킨 모든 원인은 아닐지라도 도화선 정도의 역할은 했다고 볼 수 있다. 이렇듯 모든 것을 다 가진 듯한 절대권력의 황실조차도 무너뜨릴 수 있는 자산이 바로 건강이다. 세상엔 건강보다 소중한 자산은 없다.

　부동산과는 달리 이것은 본인이 직접 고르고 선택한 집은 아니다. (그리고 대개의 사람들은 부동산을 고를 때도 집 자체가 꼭 마음에 든다기보단 경제력과 주변 여건에 따라 고른다.) 차은우나 장원영의 육체 혹은 스티브 잡스나 빌 게이츠의 두뇌를 고를 수 있었다면 참 좋았겠고 솔직히 나도 그랬으면 좋겠다 싶지만 세상에 그럴 수 있는 사람은 없다. 이번 생애 나라나 지구쯤 구한다고 해도 다음 생애라면 모를까, 이번 생애에선 그 대가로 그런 집을 얻을 수 있는 것은 아니다.

어매 어매 우리 어매
뭣할라고 날 낳았던가
낳을라거든 잘 났거나
못 낳을라면 못 났거나

_ 나훈아의 '어매' 중에서

　나훈아의 유명한 노래, '어매'의 가사이다. 가사의 화자는 "이렇게 낳을 거면 낳지를 말지 왜 낳았냐?"고 엄마를 원망하고 있다. 즉, 타고난 부동산에 대한 불만과 원망이 담긴 가사라고도 볼 수 있다.

　하지만 아무리 불만이라 한들, 이 집에선 이사를 갈 수 없다. 이사 가고 싶다고 극단적 선택 하는 사람이 없는 것은 아닐 것이나, 죽으면 소행성 B-612로 갈 수 있는 어린 왕자도 아니고 이번 생애 나라나 지구도 구하지 않고 다음 집은 더 좋은 집을 얻을 수 있다고 생각하며 떠나고 싶어 하는 것은 대체 무슨 자신감이란 말인가?

The cosmos is within us; we're made of star stuff.
we are a way for the cosmos to know itself.

_ Carl Sagan

우주는 우리 안에 있습니다. 우리는 별들로 만들어졌습니다.
우리는 우주가 스스로를 인식하는 방법입니다.

_ 칼 세이건

우리는 모두 부모와 조상의 역사를 물려받은 유전자로 구성되어, 그 자체로 지구를, 우주를 담고 있다. 이렇듯 이미 주어진 위대하고 아름다운 우리 집을, 우리 모두 소중히 생각하고 열심히 가꿔줄 필요가 있다.

그리고 우리에게 주어진 이 위대하고 아름다운 육체를, 최대한 오랫동안 가장 좋은 컨디션으로 유지하는 것이, 바로 안티에이징의 핵심이라 할 수 있을 것이다.

불사신이 되는 법

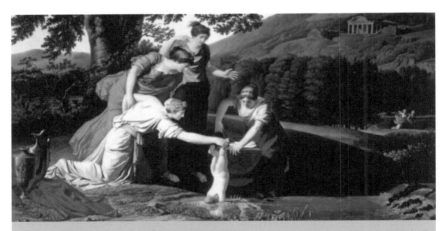

▲ 아킬레스를 불사신으로 만들기 스틱스강에 담그는 어머니 테티스의 모습. 하지만 발 뒤꿈치를 잡고 물에 담그는 바람에 여기가 치명적인 약점이 되어 '아킬레스건'이라는 말의 유래가 되었다. 여신 어머니와 신의 핏줄과 전설의 스틱스 강의 힘까지 빌려도 안티에이징에 실패한 셈이다.

불사신이 되는 법은 영화나 신화에 많이 나온다. 보통 아킬레스 신화처럼 불가사의한 방법이나, '엘릭서'같은 전설의 묘약이나 북유럽 신화의 황금사과처럼 무언가 신화적인 것을 먹어서 얻는 경우가 대부분이다. 뭔가 귀한 걸 처먹으면 한

방에 불사신이 된다는 믿음은 비단 신화에만 나오는 것이 아니라는 건, 진시황도 그토록 불사신이 되는 명약을 찾아 헤맨 것을 봐도 알 수 있다. 하지만 진시황은 오히려 뭘 잘못 처먹어서 일찍 죽은 거라 강하게 의심받고 있다. 그 주요 원인으로 꼽히는 것은 수은 중독이다.

안타깝게도, 현실에는 스틱스강이 흐르지 않으며, 한 번 먹기만 하면 사신(死神)을 만날 수 있는 음식(독)은 존재해도, 한 번 먹기만 하면 불사신(不死身)이 되는 음식은 없다. 인체는 너무나 복잡한 시스템으로 흐르고 있는지라, 한방에 불사신이 되는 방법은 존재하지 않는다. 물론 은하철도 999처럼 온몸을 기계로 대체한다면 가능할지도 모르겠으나, 일단 현대의학에서 가시적으로 보이는 방법에서는 아직 한방에 불사신이 되는 방법은 존재하지 않는다. 차라리 부자가 되는 것은 로또 당첨 같이 한방에 되는 방법이 존재하기라도 하지만, 사람의 인체는 그렇지 않다.

물론 종합적인 모든 방법과 노력을 동원한다 한들, 현대의학으로는 아직 어떠한 방법으로도 진정한 의미의 불사신이 되는 법은 존재하지 않는다. 그래도 그에 가깝게, 신체 시스템의 노화를 최대한 늦춰서 젊음과 건강을 유지하는 방법, 즉 종합 안티에이징에 가까운 방법은 존재한다.

뭘 한 번만 후루룩 먹는 간단한 방법으로 안티에이징이 어려운 이유는, 앞서 말했듯 인체는 너무나 복잡하고, 세상도 복잡하며, 더불어 이 우주도 복잡하기 때문이다. 단순히 복잡하기 때문만이 아니다. **원래 이 우주는 무질서를 지향하기 때문, 즉 시간의 흐름은 원래 죽음을 지향하기 때문이다.** 원래의 흐름대로 편승하는 것은 어렵지 않은 법이다. 다시 말해 죽음과 파괴는 쉽다. 그래서 한 번에 불사신이 되는 방법은 없어도, 한 번에 죽을 수 있는 방법은 있는 것이다.

하지만 안티에이징은 그 흐름대로 가지 않으려는 노력이기에 힘들다. 시간이 흐를수록 무질서도를 향하는 이 세상에서 생명의 복잡한 규칙 속의 항상성을 지키려면, 죽음을 향해 가는 시간에 끊임없이 저항하며 순간순간을 지키려 늘 노력해야 한다. 안티에이징은 생각보다 매우 신비하고 복잡한 기적이다.

우리는 세상을 희미하게 바라본다.

눈앞에 보이는 사물의 대략적인 모습을 확인하고, 적당히 이해하고 살아간다.

이는 복잡한 세상을 살아가기 위해 우리 뇌가 고안해 낸 고도의 생존 방법이라고 볼 수도 있다. 우리가 가장 노화를 피하고 싶어 하는 부위, 얼굴과 피부 역시 마찬가지이다. 그럼, 노화를 가장 피하고 싶어 하는 부위인 얼굴을 예시로 봐 보도록 하자.

우리가 일반적으로 얼굴의 피부라 생각하는 안면부는 사실, 피부가 아닌 요소의 비중이 더 높다.

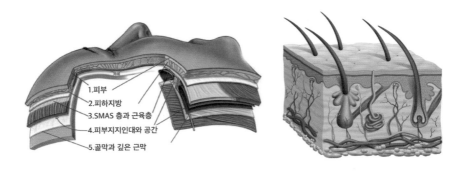

1.피부
2.피하지방
3.SMAS 층과 근육층
4.피부지지인대와 공간
5.골막과 깊은 근막

부위별로 다르지만 기본적으로 그림처럼 다섯 층으로 구성되고, 여기서 피부를 조금 더 디테일하게 들여다보면, 굳이 알고 싶지도 않고 보통은 굳이 알 필요도 없는 복잡한 구조가 눈에 들어온다. 안면부의 층부터 피부의 개별 요소들이 복잡하게 얽혀 있다.

그중 많은 이들이 피하고 싶어 하는 '노화'는 어디에서 많이 진행될까?

답은 물론 "전부 다"

그렇다. 모두가 가장 먼저 노화를 피하고 싶어 하는, 알고 보면 복잡한 이 얼굴

뿐만이 아니다. 뼈부터 표피까지, 우리 신체를 구성하는 매우매우 복잡한 모든 개별적은 요소들은, 각각의 방식으로 노화과정이 진행된다.

때문에 우리가 항노화, 즉 안티에이징을 위해서는 이러한 개별적인 요소들의 노화과정을 이해하며, 노화에 의한 변화를 하나하나 수복하는 방식으로 진행해야 한다.

인체는 신비하고 복잡하다. 그러나 현대 과학의 힘으로 우리는 그 신비함에 대해 점점 더 깊이 이해하고 있다.

그리고 그 이해가 깊어질수록, 노화의 수많은 과정들에 대해 더 명확히 이해할수록, 대응할 수 있는 방법도 더 많아지고 있다. 진정한 의미의 불사신은 아닐지라도, '효과적인 안티에이징 방법'들을 연구한다면, 그래도 현대 사회에서 이룰 수 있는 불사신에 가까워질 수 있지 않을까 한다.

질병이란 무엇일까?
- 그 누구도 피할 수 없는 질병, 노화

> 무지를 아는 것이 곧 앎의 시작이다
>
> _ 소크라테스

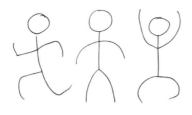

← 어린 시절의 나에게 사람의 몸이란
대충 이런 거였다.

그러다 의학을 공부하며 느낀 것은, 인간의 신체는 신비하고, 아름답고, 무엇보다도, 복잡하고, 복잡하면서, 복잡한 데다, 더군다나, 복잡하다는 것이다.

평생을 걸쳐 알아가더라도 일부나마 정확하게 이해할 수 있을까 싶은 것이 인체이다.

하지만 이런 복잡한 신체를 가지고 살아가면서도, 우리는 이 복잡한 걸 운영하

느라 365일 24시간 머리 터지게 애쓸 필요 없이 그냥 자연스럽게 살아진다.

왜냐하면 이는 신체에서 일어나는 대부분의 생리작용이 자율주행 모드이기 때문이다.

그냥 멍때리며 누워 있는 순간에도, 쉬거나 자는 동안에도, 심장은 끊임없이 혈액을 순환시키고, 폐는 환기를 하고, 위는 쉬거나 자기 전에 먹은 음식을 소화시키고, 소장은 아침과 점심으로 먹은 음식에서 영양소를 추출하고, 내분비와 자율신경계에서는 시스템 전반의 상태에 대한 피드백을 주고받으며 장단기의 밸런스를 조절한다.

신체뿐 아니라 뇌에서도 (물론 뇌도 신체의 일부이긴 하지만) 의식적인 작용은 어림잡아 5% 미만, 주변 상황에 대해 인지하고 늘상 해오던 것들을 수행하는 무의식적 과정이 그 외 대부분을 이룬다.

그리고 우리는 이렇게 복잡하지만 자율적으로 이루어지는 과정을 쉽다고 생각할 수도 있다. 아니, 정확히는 그냥 과정에 관심 없이 살아가고 있는 경우가 대부분일 것이다. 어쨌든 대부분은 자율주행모드로, 그 자연스러운 운행은 '쉽게' 이루어지고 있다고 볼 수 있다.

그러나 그렇게 쉽게 이루어져야 하는 과정이, 가끔은 어떤 문제로 인해 쉽지 않아지는 일이 생긴다. 쉽게 잘 굴러가던 바퀴가 바큇살이 망가지거나 타이어에 구멍이 나면 굴러가지 않듯이 말이다.

영어의 Disease(질병) 이라는 단어는 어원적으로 'dis'-(않은 / 부정 접두어) + 'ease'(쉬움, 용이, 편의성, 편함)으로 구성되어 있다. 원래는 쉬웠던 것이 쉽지 않은 상태. 이것이 질병에 대한 명확한 정의 중 하나가 아닐까 싶다.

우리는 쉬운 일이 쉬워지지 않기 전까지, 그것의 소중함을 모른다. 세상을 보는 것, 듣는 것, 정확한 움직임을 구사하는 것, 걷고 뛰는 것, 음식을 소화시키는 것, 맑은 공기를 몸속 깊이 들이마시는 것에 대해서 매우 당연하고 쉽게 생각한다. 하지만 그것은 정상적인 자율주행 시스템을 우리가 유지했을 경우의 이야기이다. 이렇게 '숨 쉬듯 편하게' 수행되는 일들은 사실 복잡한 신체 구성요소들의 복잡하고 긴밀한 협업을 통해 이루어지는 것이기 때문에, 개별적인 작은 과정들에 문제가 생기면 얼마든지 어려워질 수가 있다. 이것이 다양한 Dis-ease, 즉 질병의 형태로 나타나게 된다.

그런데 아무리 건강해도, 살다 보면 누구나 이 쉬웠던 일들이 어려워진다. 그것이 노화이다. 노화는 그 누구도 피할 수 없다. '원래는 쉬웠던 것이 쉽지 않은 상태'가 질병이라는 관점에서 본다면, 노화는 '그 누구도 피할 수 없는 질병'이다. 그렇게 따지면 우리는 평생에 걸쳐 죽음이라는 결말을 향해 질병이 진행되는 과정을 겪는 것이다. 하지만 그것을 슬퍼하거나 무서워할 필요는 없다. 죽음이라는 결말을 향해 달려가는 것도 생명이기 때문에 갖는 특징이다. 아이러니하게도, 우리가 죽어가는 것은 우리가 살아 있기 때문이다.

결국 안티에이징이라 함은, 우리가 평생에 걸쳐 누구나 걸리는 질병과 맞서 싸우는 과정이다. 안티에이징은 쉬웠던 일들이 계속 쉽도록, 조금 천천히 어려워지도록 노력하는 과정이라고도 볼 수 있다.

생명과 엔트로피

이 우주는 열역학 제 2 법칙이 지배하는 엔트로피의 우주이다.

이러한 환경에서 생명체의 항상성(Homeostasis) 유지를 가능하게 하는 것은, 외부세계에서 끊임없이 열원을 공급받기 때문이다.

우리가 섭취하는 각종 영양성분은 인체의 엔트로피를 낮춰 준다.

그렇게 섭취된 영양소는 일련의 대사작용을 거쳐, 인체가 유용하게 쓸 수 있는 ATP의 형태로 변환된다.

ATP는 인체가 필요로 하는 일을 하고, ATP의 화학 에너지는 열에너지로 전환된다.

인체에서 발생한 열은 대기 중으로 확산되면서, 다시 인체의 엔트로피는 높아진다.

외부 → 인체 → 대기로 에너지가 방향성 있게 흐름으로써, 생명은 엔트로피를 유지한다.

이렇게 생명은 항상성을 유지함으로써 존재를 지속해 나간다.

그런데 그 자체가 생명체는 아니지만 생명과 같은 원리로 항상성을 유지하는 존재가 있다.

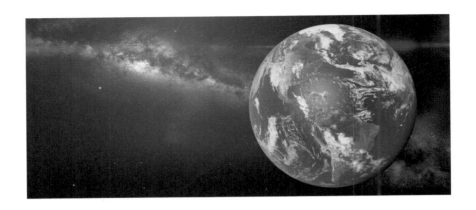

바로 우리가 발 딛고 사는 지구이다.

지구는 태양으로부터 막대한 에너지를 끊임없이 받는다. 그럼으로써 태양은 지구의 에너지를 낮춘다.

지구에서 사용된 에너지는 최종적으로, 열복사 형태로 우주에 방출된다.

우주로 열을 방출함으로써, 지구는 엔트로피를 높인다.

크게 보면 태양 → 지구 → 우주로 흐르는 에너지의 방향성 있는 흐름을 통해 지구는 엔트로피의 수준을 유지하는 것이다.

그렇게 전체적인 엔트로피의 밸런스는 비슷하게 유지되지만, 지구의 자전과 공전에 따라, 그리고 지구에서의 위치에 따라, 밸런스는 미묘하게 다른 정도로 조절된다. 지구의 기온은 그 밸런스의 지표 중 하나이다.

아름답게 순환하며 항상성을 유지하는 지구의 엔트로피 비즈니스는, 항상성을 유지하는 특성을 가진 작은 지구, 즉 '생명'을 발명했다. **생명 그 자체가 지구를 닮은, 작은 지구이다.**

지구는 어머니, 여신에 많이 비유된다. 대지의 여신 가이아 등, 신화 속에서도 대지를 상징하는 신은 어머니를 닮았다. 그런 의미에서 지구는 만물의 어머니 같은 대자연으로서 "Mother Nature"라고 불리기도 한다. 그것은 정말로 지구는 모든 생명의 어머니이며, 자녀가 부모를 닮듯이 모든 생명은 지구를 닮았기 때문이다. 엔트로피에 대항하는 생명의 지속성은, 지구상 모든 생명체가 부모인 지구로부터 물려받고 배운 유산이라고 할 수 있다.

우리는 모두 지속 가능한 아름다움을 원한다.

엔트로피 순환에 기반한 항상성의 원리를 잘 이해하고 관리하면, 우리는 좀 더 지속 가능한 아름다움, 즉, 젊고 아름다운 상태를 더 오래 지속할 방법을 체득할 수 있을 것이다.

안티에이징의 핵심, 그것은 결국 엔트로피인 것이다. 그리고 바로 그것이, 내가 나의 닉네임을 '닥터 엔트로피'라고 정한 이유이다. 피부과 의사로서 나의 연구 목적은 결국 젊고 아름다운 상태를 오래 지속하는 방법을 연구하는 것, 바로 안티에이징이니 말이다.

노화의 원리 – 엔트로피

시간은 유일하지 않다.

방향도 없다.

과거에서 미래로 흐르지도 않는다.

'현재'라고 부를 수 있는 것도 없다.

_ 카를로 로벨리, 시간은 흐르지 않는다 中

앞서 말했듯 우리는 열역학 제 2 법칙, 엔트로피가 지배하는 우주에 살고 있다. 피부의 영원한 적, '노화'는 '시간'과 함께 발생한다.

우리는 우주 속에 살고 있기 때문에, 우주가 존재하는 한, 시간을 멈출 방법은 없다. 하지만 물론, 시간의 영향을 늦출 방법은 있으며, 그것이 내가, 그리고 나와 같은 분야의 사람들이 연구하는 주요 과제라고 할 수 있다.

지피지기면 백전백승, 노화를 막기 위해선, 먼저 노화의 원리를 알아야 한다. 그럼 지금부터 노화가 발생하는 과정을, 우주의 작동 원리 '엔트로피'를 통해 알아보도록 하자.

엔트로피는 기본적으로 '무질서도'라고 번역된다. 엔트로피 증가의 법칙으로 알려진 열역학 2 법칙은 조금 더 자세하게는, [고립계(Lsolated system)에서 엔트로피가 증가하는 현상만 일어나며, 엔트로피는 저절로 감소하지 않는다.]와 같이 설명된다.

이 '무질서'라는 것에 대한 정의가 직관적이지 않기 때문에 이는 조금 혼동될 수 있는 개념이다. 하지만 반대의 개념으로 이해하면 보다 쉽게 이해할 수 있다. 특정 기준에 따라 규칙적으로 정돈된 상태를 '질서 있는' 상태라고 치면, 그 반대인 것이다.

무언가를 무질서하게, 즉 보다 쉬운 표현으로 '엉망'으로 만드는 일은 쉽다. 규칙이 없으면 된다. 우리는 세종대왕께서 창제하신 위대한 언어, 한글을, 자음과 모음을 규합하여 일정한 규칙에 따라 글자를 쓰고, 그것이 바로 여러분이 지금도 읽고 있는 '글'이 되고 '내용'이 된다. 여러분에게 전달할 가치가 있을 만한 '의미 있는 내용'을 쓰기 위해 난 지금도 머리를 부여잡고 고통스럽게 고민하며 쓰고 있다. 이렇듯 '질서'를 지향하는 것은 어렵다. 하지만 이것을 무질서하게 나열하는 것은 쉽다.

배걓밴을;ㅣㅍ,[ㅂㄷㄱㅎ[ㄴ으한루ㅠ ㅒㅕ;ㅏㅁ늦ㅍ;,네매뱃레뱃ㄷㅅㅂ재쟈ㄷ후니ㅏ 희ㅏㅁ능ㄹ뱃댜수;ㅜㅁ 이 렇 게 ㅌㅊ;ㅣㅍ,[ㄴ매렙쟏ㅄ해ㅏ_ㅇㅊ;ㅣ,ㅈ베댜ㅓㅒㅕ휘마_페님,ㅊ[ㅔㅁㄴㅇ,쟈드해쟈_ㅁㄴㅇ;ㅣㄹ,ㅖㅈ배드렌ㄹ,ㅖㅇ

이렇게 무작위로 타이핑하여 빈 공백을 채우는 일은 어렵지 않다.

하지만 적절한 기준과 규칙에 따라 정돈된 상태를 만드는 일에는 에너지가 소요된다.

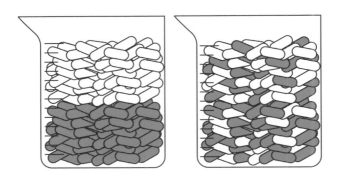

빨간 알약과 흰 알약이 정갈하게 분리되어 있는 비커가 '질서' 있는 상태라 볼 수 있다면, 이것을 흔들면 알약은 색과 상관없이 자연스럽게 뒤섞이고 '무질서'한 상태가 된다. 이것을 다시 하나하나 정리하지 않는 한, 이것은 결코 이전의 '질서 있는' 상태로 돌아가지 않는다.

이렇듯, 고립계의 엔트로피는 우주가 시작한 이래 단 한 순간도, 낮아진 적 없이 흘러왔다.

그러나 열린계를 기준으로 하면, 외부에서 자유에너지 공급을 통해 내부의 엔트로피를 유지하거나 낮추는 경우가 존재한다.

수많은 생명들과 마찬가지로, 인체는 외부계의 압력에 반하여, 체온, 수분, 에너지, 질량, 고유의 인체 구조 등을 질서 있게 유지하며, 이것이 생명 현상의 핵심이다.

그 대표적인 예시가 우리가 사는 지구와, 지구에 사는 수많은 '생명'이다.

생명의 특성인 항상성(Homeostasis)은 외부계에서 받아들인 에너지를 이용하여, 왼쪽의 비커 속 알약과 같은 고유의 질서를 계속해서 유지하는 것을 말한다.

그렇다면 노화는 어떻게, 왜 일어나는가?

노화란 구조가 가진 질서의 손상이다.

단순한 것은 노화하지 않는다. 원자는 단지 시간이 지났다고 해서 성질이 변하지 않는다. 단순한 구조의 분자도 마찬가지이다.

하지만 생명체는 복잡한 구조의 질서를 가지고 있다. 바로 생명체가 가진 '항상성' 즉, 생명체가 고유의 질서를 손실하는 과정이, 노화라고 할 수 있다. 외부계와 구별된 고유의 질서를 가진 구조물부터, 세월에 의한 노화 과정을 겪는다.

인체는 고분자화합물 → 세포소기관 → 세포 → 조직 → 조직계 → 기관 → 기관계 → 개체의 복잡한 유기적 구조를 띠고 있는 40조 개의 세포로 된, 매우 복잡한 고유의 질서를 가진 구조물이다. 때문에 수많은 항상성 유지 기전에도 불구하고, 인체는 세월과 함께 차츰 고유의 질서를 소실해 간다. 이것을 우리는 '노화'라고 부른다.

복잡한 구조의 생명일수록 그 복잡한 때문에, 구조를 유지하는 일이 어려워진다. 예를 들어, 인체의 DNA는 약 30억 쌍의 염기로 되어 있다. DNA를 오류 없이 복사하기 위한 많은 기능에도 불구하고, 약 10억분의 1의 확률로 DNA 복사 과정에서 오류가 발생한다.

구조를 유지하기 위한 수많은 노력에도 불구하고, 생명은 고유의 구조를 점점 손실하고, 항상성 유지를 위한 기능들에도 손실이 일어나는 것이, 바로 노화의 과정이다.

그럼 사람 피부의 노화를 잠시 살펴보도록 하자.

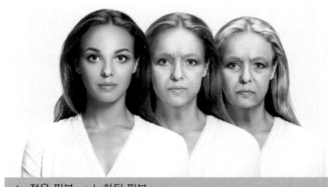

▲ 젊은 피부 vs 노화된 피부

일반적으로 '콜라겐이 감소하면서 탄력이 떨어진다.' 정도로 단순하게 이해하는 피부는 속 깊이 들여다보면, 상당히 복잡한 구조를 띠고 있다. 노화로 인한 변화도 다양하다. 사실 피부의 탄력 저하에는 콜라겐의 감소보다 더 큰 영향을 미치는 것이, 콜라겐 섬유의 구조적 손상이다.

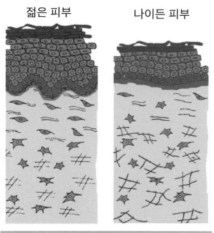

젊은 피부   나이든 피부

▲ 건강한 콜라겐 섬유 vs
자외선 노출에 의해 손상된 콜라겐 섬유

기다란 섬유 형태로 형성되는 콜라겐 분자는 세월이 지나면서 약해지고 끊어지는 등의 변화를 겪는다. 제 기능을 못 하는 콜라겐은 자연스럽게 흡수되어 없어지기도 하지만 분절된 채로 기능 없이 세포외기질에 남아있기도 하는데, 노화가 진행된 피부에서는 이렇게 기능 없이 손상된 채로 남겨진 콜라겐의 비중이 높아지면서 피부의 탄력 저하가 가속화된다.

이렇듯 노화는 인체의 질서가 조금씩 사라지고 무질서도가 증가하는, 즉, 인체의 엔트로피가 증가하는 것을 뜻한다. 그렇다면 항노화, 즉 안티에이징이란, 인체의 엔트로피를 유지할 수 있는, 즉, 온전한 구조와 질서를 유지할 수 있는 모든 노력들이 안티에이징이라 할 수 있다.

노화의 근본적인 원인 12가지
(The Hallmarks of Aging)

노화의 과학적인 정의는 '생리학적으로 온전했던 상태가 점진적으로 망가져 기능에 문제가 발생하고, 죽을 가능성이 높아지는 것'이다.

생명에게 있어서 생리적 온전함과 기능이란, 온전한 본연의 구조(=질서), 즉 생명을 유지할 수 있도록 하는 기능을 말한다. 그것이 손상된다는 것은 생명을 지속하는 능력의 저하, 즉 '죽을 가능성이 높아지는 변화'를 말한다.

생물학계 최고 권위 국제학술지 '셀(Cell)'에서 발표한 논문 '노화의 특징(The Hallmarks of Aging)' 에서는 노화의 근본적 원인을 아래의 12가지로 설명한다.

1. 유전체 불안정성 (Genomic instability)
2. 텔로미어 마모 (Telomere attrition)
3. 후성 유전적 변형 (Epigenetic alterations)
4. 단백질 항상성 상실 (Loss of proteostasis)
5. 거대 자가 포식 장애 (Disabled macroautophagy)

6. 영양소 감지기능 저하 (Deregulated nutrient-sensing)

7. 미토콘드리아 기능 장애 (Mitochondrial dysfunction)

8. 세포 노화 (Cellular senescence)

9. 줄기세포 고갈 (Stem cell exhaustion)

10. 세포 신호전달의 오류 (Altered intercellular communication)

11. 만성 염증 (Chronic inflammation)

12. 장내 세균 불균형 (Dysbiosis)

노화가 진행되면, 기운이 없고, 소화가 안 되고, 회복력이 떨어지고, 피부가 탄력을 잃고 얼룩덜룩해지면서 검버섯 등 양성종양이 자라나고, 감기에 쉽게 걸리는 등, 우리가 현실에서 쉽게 인식할 수 있는 변화들이 일어난다. 이러한 노화로 인한 변화들은, 위의 12가지 원인과 같은 미시세계에서의 작은 기능적 손상이 누적되어 발생한다.

위와 같은 미세한 기능의 손상은, 약 40조 개의 세포가 몸 안팎으로 끊임없이 상호작용하며 분자의 합성과 분해가 일어나는 과정에서 낮은 확률로 발생하여 점진적으로 누적된다. 온전한 구조를 유지할 수 있도록 노력하는 생명의 항상성에도 불구하고, 이러한 손상의 누적은 항상성을 유지하기 어렵게 만든다.

위의 12가지 원인에 대해 간단히 살펴보도록 하자.

1. 유전체 불안정성 (Genomic instability)

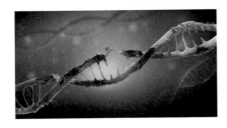
자외선이나 X선, 각종 화합물 활성 산소에 의해 DNA의 손상이 발생한다. 이러한 손상으로 유전정보를 저장하는 DNA에 변형이 생기면 세포 손상이 유발된다.

정상적인 세포에서는 DNA 손상을 복구하는 기능이 있기 때문에 유전자 불안정성은 대부분 복구되지만, DNA 손상이 과다하거나 손상 복구에 관여하는 단백질에 문제가 발생하게 되면, DNA는 변형된 채로 유지되고 세포의 변형(=노화)을 유발하게 된다.

2. 텔로미어 마모 (Telomere attrition)

염색체의 끝부분인 텔로미어는 의미 있는 유전정보를 보호하는 역할을 하는 부위로, 체세포가 분열하면서 길이가 점점 짧아진다. 이러한 분열 횟수가 증가함에 따라 텔로미어가 짧아지고, 복제 오류가 발생할 확률이 높아지게 된다.

3. 후성 유전적 변형 (Epigenetic alterations)

다양한 외부 환경에 반응하여 유전자의 활동 양상이 변화하는 것을 '후성 유전적 변형'이라 한다. 이런 후성 유전적 변화는 세포의 변형을 유도하고, 이 변형이 세포 노화의 시발점이 되기도 한다.

4. 단백질 항상성 상실 (Loss of proteostasis)

복잡한 3차원 구조로 되어있는 고분자 화합물인 단백질은 복잡한 생명활동의 정수이다.

다양한 화학반응의 효소, 근육과 같은 몸의 구성, 면역 항체, 호르몬, 세포신호 전달 등, 단백질은 수많은 역할을 수행한다. 인체 내에 밝혀진 것만 16만 종 이상이 있는 단백질을 합성하고 분해하며 결함이 있는 것들을 제거하는 활동을 단백질 항상성(Proteostasis)이라 한다.

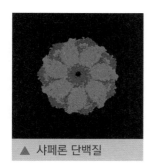
▲ 샤페론 단백질

그림의 '샤페론'이라는 단백질이 불안정한 단백질의 구조를 안정화하도록 도와주는 등, 단백질 항상성을 유지하기 위한 다양한 기능이 있다.

노화에 따라 이런 기능들이 손상되면, 손상된 단백질이 제거되지 못하고 누적되면서 세포 분화를 방해하고 염증을 유발하는 등의 노화현상을 촉발하게 된다.

5. 거대 자가 포식 장애 (Disabled macroautophagy)

거대 자가 포식이란, 노화 단백질, 지방, 세포 소기관 등을 리소좀을 통해 소화해서 제거하는 과정이다.

거대 자가 포식 기능이 저하되면서, 노화 세포와 단백질이 쌓이면서 노화가 촉발된다.

6. 영양소 감지기능 저하 (Deregulated nutrient-sensing)

영양소를 감지하는 능력이 손상되면 체내 영양소의 변화에 대해 적절한 대응능력이 떨어지고, 에너지를 만드는 미토콘드리아의 기능 감소를 유발해 세포 노화가 촉진된다.

7. 미토콘드리아 기능 장애 (Mitochondrial dysfunction)

세포 내에서 인체의 에너지원 ATP를 만들어 내는 공장 미토콘드리아는 에너지 생산 과정에서 부산물로 활성산소를 생성한다.

미토콘드리아 기능이 떨어지면 에너지 생산 효율이 떨어지고, 활성산소 생성량이 늘어나면서, 다양한 측면의 노화를 유발하게 된다.

8. 세포 노화 (Cellular senescence)

다소 동어반복적이지만, 세포의 노화도 노화의 원인이 된다.

여러 차례의 분열을 거친 세포가 정상적인 기능을 소실하면, 노화 세포가 된다.

항상성 유지 기능이 온전할 때는 노화 세포가 면역 반응에 의해 제거되어 누적되지 않지만, 인체의 노화과정에서 항상성 유지 능력이 떨어지면서 노화된 세포가 점차 축적되어 노화가 진행된다.

9. 줄기세포 고갈 (Stem cell exhaustion)

줄기세포는 우리 몸의 모든 세포와 조직으로 분화할 수 있는, 미분화 세포이다.

노화가 진행됨에 따라 줄기세포의 수가 줄어들고 활성도가 떨어지면서, 우리 몸에서 필요로 하는 다양한 세포를 생산하는 능력이 감퇴된다.

현재 줄기세포 또는 줄기세포가 생산하는 분자를 보충해서, 노화의 여러 측면 (세포 생산 능력 저하로 인한 노화와 그로 인한 증상 등)을 늦추려는 시도가 활발히 이루어지고 있다.

10. 세포 신호전달의 변화(오류) (Altered intercellular communication)

40조 개의 세포들이 유기적으로 협업하는 인체는 정밀한 의사소통 시스템을 갖추고 있다.

노화가 진행되면서 세포 간 의사소통의 오류가 발생하면 다양한 문제가 발생한다.

일례로 외부의 병원체 침입에 대항하는 면역반응인 염증반응은 세포 간 소통에 의해 조절되는데, 세포 간 소통에 오류가 발생하면 불필요한 염증반응이 증가하고, 병원균에 대한 실질적인 면역 방어 능력이 떨어진다.

세포 노화에 의해 정상적인 커뮤니케이션이 불가능해진 조직은 세포 간 소통에 의해 다른 조직에도 문제를 일으키는 연쇄 반응을 유발하여 다시 노화를 촉진하는 원인이 된다.

11. 만성 염증 (Chronic inflammation)

만성적으로 지속되는 염증반응은 인체를 서서히 부식시켜 동맥경화, 당뇨, 뇌경색, 관절염 등 다양한 성인병을 유발한다.

12. 장내 세균 불균형 (Dysbiosis)

건강한 성인의 체내에 약 1~1.5kg가량 들어있는 장내 미생물은 우리 몸의 영양소 대사, 면역체계의 유지 및 강화, 유전자 발현의 스위치 역할 등, 다양한 역할을 수행한다. 장내 미생물의 변화에 의해 위와 같은 기능들의 교란이 발생하는 것은 노화의 원인이 될 수 있다.

안티에이징 생활 습관 – 수면 위생 관리와, 잠의 기술

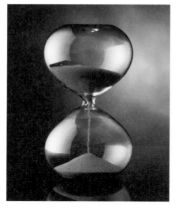

예로부터 노화란 모래시계나 양초같이 시간이 흐르면서 자연스럽게 찾아오는 것으로 여겨졌다.

하지만 노화과정에 대한 이해가 깊어질수록, 이것은 단순히 위에서 아래로 시간축을 따라 흐르기만 하는 것이 아니라는 것이 밝혀지고 있다.

노화는 이제 시간이 지나면 그냥 자연스레 체념하고 받아들여야만 하는 과정이 아니다. 노화 자체가, 살면서 발생하는 손상과 회복의 반복 과정에서 발생하는 비가역적(Irreversible) 손상의 누적, 밀고 밀리는 공성전과 같은 모델로 개념이 점차 바뀌어가고 있다.

즉, 노화를 늦추려면, 손상을 잘 회복시키는 시스템이 중요한 것이다. 이 과정에서 회복을 위한 핵심적인 역할을 하는 것이 바로 수면이다.

수면은 뇌를 가진 동물은 대부분 갖고 있는 활동이다. 수면은 눈이 감기고 대부분의 의식 활동이 정지되는 상태로 거의 모든 동물에게 있는 현상이다. 이것은 신체의 회복 및 피로해소, 뇌 속 노폐물 제거, 경험 및 감정 등 외부 정보를 정리와 호르몬 주기를 맞추는 등 다양한 기능을 하는데, 결국 이 모든 것은 전반적으로 신체를 회복시키기 위해 존재하는 현상으로 볼 수 있다.

때문에 수면의 결핍이 일으키는 문제는 심각하고도 무궁무진하다. 당장 우리가 피부로 느끼는 무기력감, 권태감뿐만이 아니다. 그것은 수면부족이 일으키는 아주 기초적인 문제에 불과하다. 계속되는 수면의 부족으로 충분한 회복을 하지 못한 신체는, 피로감에 동반된 인지기능 저하와 함께 다양한 문제를 가져온다. 이러한 손상이 지속되면 우리 몸은 면역기능과 항산화 기능이 떨어지면서 감기 등 감염성 질환에 취약해진다. 그리고 수면부족이 DNA에 미치는 영향으로 인해 유전자의 활동변화가 일어나고, 이것은 염증성 질환과 암 발생의 증가, 심혈관계 질환 발생률 증가 등 심각한 문제를 야기한다. 호르몬 분비의 이상으로, 여자는 생리불순, 남자는 정자 수 감소 같은 현상도 일어난다.

나이 들면 잠이 잘 안 온다고 한다. 새벽에 깨는 노인들도 많아서, 옛날에는 새벽잠 없어서 일찍 일어나 새벽부터 일하는 시어머니 때문에 눈치 보여 스트레스 받는 젊은 며느리 이야기도 많이 있었다. 이는 노화에 의한 신체의 주된 변화 중 하나가 바로 '수면의 질 저하'이기 때문이다. 나이가 들수록 잠에 들기도 어렵고 깊이 잠들지를 못해, 다음날 일어나도 덜 잔 듯한 느낌, 찌뿌둥한 피로감을 호소하는 경우가 많다.

이렇게 '노화의 결과'로 발생한 수면의 질 저하는 신체 회복 능력을 저하시키고, 이는 신체의 비가역적 손상을 가속시켜서, 다시 '노화의 원인'이 되는 악순환이 반복된다.

그렇기에 우리가 오래오래 젊고 건강하게 지내는 '안티에이징 라이프'를 위해, 수면 위생 관리는 필수적인 요소이다.

수면 위생이란 질 좋은 수면을 취할 수 있는 생활 습관을 말한다.

대한수면학회에서 권고하는 수면 위생법은 다음과 같다.

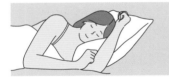

수면 위생법 : 건강한 수면을 위한 지침

1. 잠자리에 드는 시간과 아침에 일어나는 시간을 일정하게, 규칙적으로 하십시오.
2. 낮에 40분 동안 땀이 날 정도의 운동은 수면에 도움이 됩니다. (하지만 잠자기 3~4시간 이내에 과도한 운동은 수면을 방해할 수 있으니 피하도록 하십시오.
3. 낮잠은 가급적 안 자도록 노력하시고, 자더라도 15분 이내로 제한하도록 하십시오.
4. 잠자기 4~6시간 전에는 카페인(커피, 콜라, 녹차, 홍차 등)이 들어 있는 음식을 먹지 않도록 하시고, 하루 중에도 카페인 섭취를 최소화 하는 것이 좋습니다. (카페인은 각성제로 수면을 방해할 수 있습니다.)
5. 담배를 피우신다면 끊는 것이 좋은 수면에 도움이 됩니다. (특히 잠잘 즈음과 자다가 깨었을 때 담배를 피는 것은 다시 잠자는 것을 방해할 수 있습니다.)
6. 잠을 자기 위한 늦은 밤의 알코올을 복용하지 않도록 하십시오. (알코올은 일시적으로 졸음을 증가시키지만, 밤늦게 잠을 깨울 수 있으며 아침에 일찍 깨어나게 합니다.)
7. 잠자기 전 과도한 식사나 수분 섭취를 제한하십시오. (간단한 스낵은 수면을 유도할 수 있으나 과식은 수면을 방해할 수 있습니다.)
8. 잠자리에 소음을 없애고, 온도와 조명을 안락하게 조절하도록 하십시오.
9. 수면제는 매일, 습관적으로 사용하지 않는 것이 좋습니다.
10. 과도한 스트레스와 긴장을 피하고 이완하는 것을 배우면 수면에 도움이 됩니다. (요가, 명상, 가벼운 독서 등)

이에 더해 조금 어려워도 현대인의 소울메이트 스마트폰과 입면 2시간 전부터 거리두기를 한다면, 맑고 상쾌한 다음날을 위한 숙면에 많은 도움을 줄 수 있다.

오늘도 깊은 잠으로 하루의 피로에서 완전히 회복되어, 안티에이징 라이프를 향해 달려가자!

안티에이징 생활 습관
– 생명의 근원 물과, 적절한 수분 섭취

가만히 있어도 땀이 줄줄 나는 더운 여름에는 탈수 증상이 자주 발생한다. 이는 평소에 물을 잘 마시지 않는 사람이 체수분 농도의 저하로 인해 발생하는 대표적인 증상이다.

이전에 피부건조증에 대해 설명하면서, 왜 우리를 비롯한 생명에게 물이 중요하고, 피부가 촉촉해야 하는지 말한 바 있다.

물론 물은 피부에만 중요한 것은 아니다. 물은 피부뿐만 아니라 인체의 건강에 필수적이며, 항노화 생활습관의 주요 키 중의 하나이다. 그럼 물의 중요성과, 적절하게 물을 섭취하는 방법에 대해 알아보자.

* 만성탈수란?

만성적인 진단기준 미만(Subclinical)의 탈수 상태(체중의 1-2% 정도의 수분 손실)의 지속으로 세포의 건조한 상태가 지속되어 다양한 문제가 발생하는 상태를 말한다.

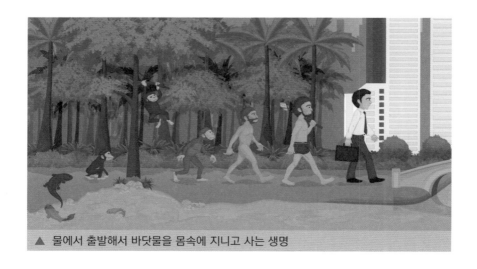

▲ 물에서 출발해서 바닷물을 몸속에 지니고 사는 생명

물은 생명의 근원이다.

다소 진부한 문구로 느껴질 수 있지만, 지구상에 수많은 형태의 생명체는 모두 물을 기반으로 작동한다. 물 없이 살아가는 생명은 지구상에는 단 한 가지도 존재하지 않는다. 과학자들에 따라선, 우주 전체로 봐도 물 없이 생명이 살아갈 수 없으리라 생각하는 학자들도 많다.

그래서 외계행성의 생명 존재 여부를 판별할 때, 액체 상태의 물이 존재할 수 있는지 여부가 기준이 될 정도로, 물은 생명현상에 필수적인 요소이다.

인체의 조직과 분자들은 대체로 세포 안팎의 물에 떠다니며 유기적 관계를 구축하고, 수용액에 흘려보낸 에너지원, 호르몬, 신경전달물질, 기타 세포신호 등을, 먼 거리의 조직에 전달하며 소통한다.

세포 안팎의 물속 전해질 농도를 특정 수준으로 유지해 전위차를 형성함으로써 심장과 기타 근육, 신경 세포가 작동할 수 있다.

수많은 물질의 수송 교환과 전기적 신호의 전달, 모두 물을 통해서만 가능한 일이다. 그러므로 탈수상태란, 물을 기반으로 한 생명의 정상적인 작동이, 물의 부족으로 인해 저해 받는 상태라 하겠다.

수분 손실량	증상(체중 기준)
1~2%	갈증, 불쾌감, 식욕감소
3~4%	운동수행 능력 감소(20~30%) 소변량 감소, 구토감, 무력감
5~6%	체온 조절 능력 상실, 맥박의 증가 호흡의 증가, 정신집중 장애
8%	현기증, 혼돈, 극심한 무력감
10~11%	열사병 상태, 사망의 위험

▲ 수분 손실량에 따른 증상

*** 만성탈수가 유발하는 증상, 노화를 촉진하는 이유**

생명은 물을 기반으로 작동하기 때문에 매우 많은 업무에서 물을 소모한다.

소화과정, 영양소를 분해할 때 생기는 독소를 배출하는 과정과, 신장에서 불필요한 노폐물을 걸러 배설하는 과정 모두, 물이 관여한다.

몸에 물이 부족하면 새로운 에너지를 만들기가 어렵게 되고, 장내에 쌓인 독소나 신장에서 충분히 걸러지지 못한 노폐물이 체내에 장기간 머무르고 축적되면서, 만성 염증을 악화시킨다.

이전에도 말했듯이, 만성 염증은 노화 과정의 일부이다.

즉, 지속적인 탈수 상태는 노화를 촉진시킨다.

*** 탈수에 의해 체감되는 증상**

초기 증상 : 갈증, 입마름, 두통, 집중력의 저하,

　　　　　　소변색이 진해지고 소변량이 감소가 동반된다.

중등도 증상 : 피부가 건조하고 탄력이 떨어진다.

　　　　　　　잠이 들고 나면 깨기가 어렵다

　　　　　　　변비, 눈의 건조 극심한 피로와 생각하기 싫어지는 증상

　　　　　　　어지러움과 안절부절한 증상

*** 탈수 정도를 가늠하는 방법**

우리 몸의 주된 배설기관인 신장에서 걸러진 소변색은 체수분 농도를 가늠하는 지표 역할을 할 수 있다. 자각 증상이 없더라도 소변의 색이 과도하게 진하다면, 평소 습관을 점검하고 의식적으로 더 충분히 물을 마실 수 있도록 해야 한다.

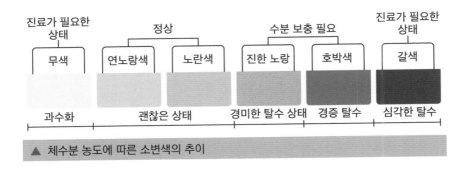

▲ 체수분 농도에 따른 소변색의 추이

＊우리가 마셔야 하는 물의 양은 얼마나 될까?

우리가 무리한 활동을 하지 않을 때를 기준으로 보더라도, 소변을 볼 때, 대변을 볼 때, 호흡을 하거나 땀을 낼 때, 수분이 배출된다. 이렇게 생리적으로 배출되는 양은 평균적으로 약 2.6L 정도이다. 즉, 우리는 이 정도의 수분 손실량을 매일 보충해 주어야 한다.

그렇다고 순수한 물을 무조건 2.6L를 마셔야 하는 건 아니다. 우리가 먹는 음식물들도 수분을 다량 함유하고 있다. 음식물을 통해 섭취하는 수분의 양은 평균적으로 약 1L가량이다. 그러므로 우리가 일과 중에 의식적으로 섭취해야 하는 물의 양은 약 1.6~2L가 된다.

* **만성탈수를 예방하는 물 마시는 법**

1) 무엇보다 중요한 것은, 몸에서 빠져나가는 양 이상의 물을 보충해야 한다는 것이다.

2) 한 번에 많은 양을 마시기보다는, 습관적으로 조금씩 물을 마시는 것이 좋다. 아침에 일어나서부터 잠자기 1~2시간 전까지, 계속해서 꾸준히 조금씩 마시는 것이다.

3) 가급적이면 순수한 물 형태로 수분을 보충한다. 특히 고카페인 음료를 과도하게 섭취할 경우 이뇨작용이 촉진되어, 더 많은 수분 보충이 필요할 수 있다.

4) 식사 전후로는 과도한 수분 섭취를 피한다.

5) 운동이나 야외활동, 더위 등으로 평소보다 땀을 많이 흘릴 때는 의식적으로 평소보다 많은 물을 마시도록 한다.

활성산소란 무엇인가?
노화와 활성산소

살아간다는 것은 죽어간다는 것이다.

이것을 가장 직접적으로 보여주는 생합성 물질이 있다. 그것이 바로 활성산소이다.

핵심적인 노화 원인 중 하나인 활성산소는, 산소를 이용하는 생명체의 대사과정에서 자연스럽게 발생하는 부산물이다. 노화의 원인인 동시에 살아가는 과정에서 발생하는 부산물이니, 그것 자체로 살아가는 과정이 죽어가는 과정임을 보여 주는 요소인 셈이다.

끝없는 생성과 소멸, 합성과 분해의 과정에서 산화 스트레스(Oxidative stress) 쪽으로 기울어지게 되면 노화가 진행되며, 가속화된다. 때문에 항산화 시스템이 원활히 작동되면, 산화 스트레스의 밸런스가 적절한 지점에서 유지되어 노화를 지연시킬 수 있다.

활성산소는 우리가 살아 있는 한 함께하는 물질이다. 이것은 산소(O_2, Dioxygen)를 기반으로 작동하는 생명체에서 정상적인 세포 대사 부산물로 생성된다.

활성산소는 산소를 함유하고 있는 불안정한 분자의 일종으로, 활성산소종(ROS; Reactive Oxygen Species)으로도 불린다.

그렇다면 이 활성산소는 인체와 조직에 어떤 부정적 영향을 미칠까?

* 활성산소의 인체와 조직에 대한 영향 : – Negative *

[산화 스트레스] 활성산소종은 DNA, 단백질 및 지질과 같은 세포 구성 요소를 손상시켜, 산화 스트레스를 유발할 수 있다. 정상적인 세포 기능을 방해하고, 암, 심혈관 질환 및 신경 퇴행성 장애와 같은 질병의 발병 원인이 될 수 있다.

[염증] 신체의 염증을 유발할 수 있으며, 이 과정에서 조직을 더욱 손상시키고 만성 질환의 발병에 기여할 수 있다.

[조직 손상] 활성산소는 특히 활성산소종의 외부 공급원에 노출되는 폐 및 피부와 같은 기관에서 조직에 직접적인 손상을 일으킬 수 있다. 자외선에 노출되면 피부에 활성산소종이 형성되어 피부 세포에 손상을 주고 피부암 발병 원인이 될 수 있다.

[면역 체계 기능 장애] 활성산소종은 면역 세포를 손상시켜 면역 기능이 저하되고 감염이 증가할 수 있다.

활성산소는 이렇게 인체의 산화 스트레스, 염증, 노화, 조직 손상 및 면역 체계 기능 장애 등 다양한 측면에서 나쁜 영향을 끼친다.

그렇다면 활성산소는 인체의 악인가?

하지만 세상의 많은 것들이 양면성을 지니듯, 활성산소 또한 생명현상에 도움을 주는 측면이 있다.

* 활성산소의 인체와 조직에 대한 영향 : + Positive *

[면역적 무기] 인체에 세균, 바이러스, 곰팡이 등의 이물질이 침입했을 때, 인체의 면역계에서 이런 침입자들에 대항하기 위해 사용하는 주요 무기 중 하나가 바로 활성산소이다. 백혈구 중 호중구나 대식세포 같은 식세포가 효소를 이용하여 활성산소를 만들어 바이러스나 곰팡이 등을 제거한다.

[세포의 성장과 분화] 과도한 활성산소의 발생은 단백질 DNA, 지질 등에 산화적 스트레스를 유발한다. 그러나, 낮은 농도의 활성산소는 세포신호전달과 항상성 유지에 반드시 필요한 요소이다. 활성산소 중 하나인 과산화수소(H_2O_2)는 세포의 신호전달물질로 사용되어 세포 분열과 성장에 중요한 역할을 한다. 즉, 활성산소가 체내에 아예 없으면 세포는 성장도 분화도 할 수 없게 된다.

[보호와 수리의 메커니즘 활성화] 캐나다 맥길 대학의 한 연구에서 활성산소를 많이 생산하도록 유전자 조작을 한 꼬마선충이 보통의 꼬마선충보다 수명이 연장되는 결과가 나타났다. 이를 바탕으로 활성산소의 과다 생산이 체내의 보호와 수리 메커니즘을 활성화시켜 수명이 더 연장된 것으로 추정했다.

이처럼 인체 내에서 다양한 작용을 나타내는 활성산소는 존재 자체로 마냥 긍정적인 것만도, 부정적인 것만도 아니다. 안티에이징을 위해 우리가 더 잘 이해해야 할 것은 어떻게 하면 활성산소를 줄일 수 있을까 보다는, 어떻게 하면 '활성산소에 의한 인체의 손상을 줄일 수 있을까'하는 것이다.

널리 알려진 가장 대표적인 방법 중 하나는 바로 [운동]이다.

운동을 하면 활성산소의 양이 늘어나지만, 적절한 운동은 항산화 메커니즘을 촉진시켜 활성산소에 대한 방어력을 높이기 때문에 노화 방지에 도움이 된다.

만성 염증과 안티에이징

[염증이란 무엇인가?]

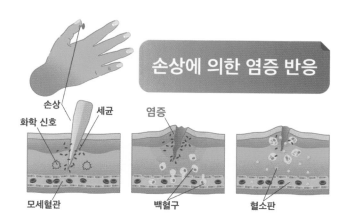

암, 심장질환, 당뇨, 뇌혈관 질환 등 인간을 사망에 이르게 만드는 질환의 배후에는 만성 염증이 있다. 만성 염증은 노화와 함께 발생하며, 노화의 결과이면서 다시 노화를 가속시키는 원인으로 꼽힌다. 그러니 건강한 삶을 오래오래 유지하는 안티에이징을 위해서는, 만성 염증에 대한 관리가 매우 중요하다.

그럼, 염증은 인간의 생명을 갉아먹는 악의 축일까?

아니다.

염증은 외부의 위협과 손상으로부터 인체를 보호하고 회복시키는 정상적인 방어기능이다. 염증은 생명의 항상성을 유지하기 위한 인체의 기능에서 시작한 증상으로, 그 역시 살아가기 위한 시스템이라고 할 수 있다. 살아가기 위한 시스템이 사망과 노화의 배후이기도 하다는 데서, 삶과 죽음이 결국 분리될 수 없다는 것을 보여주기도 한다.

염증이란?

염증(Inflammation)은 손상과 외부 물질 침입 등 유해한 자극에 대응하여 면역세포, 혈관, 염증 매개체들이 관여하는 보호반응으로 정의할 수 있다.

염증의 기능

인체에 손상이나 외부 물질의 침입 등이 발생했을 경우, 그에 따른 피해가 커지지 않도록 하려면 어떻게 해야 할까? 세포의 손상을 초기 단계에서 억제하고, 상처 부분의 파괴된 조직 구조물 및 괴사된 세포를 제거하며, 동시에 조직을 재생하는 기능이 필요한데, 이것이 바로 염증의 기능이다. 건물에 화재가 났을 때, 불이 번지지 않도록 끄고, 못 쓰게 된 건물을 부수고, 새 건물을 짓는 과정과 유사하다고 볼 수 있다.

염증의 원인

염증은 애초 인체의 방어시스템이다 보니, 인체를 공격하는 모든 것, 혹은 인체가 자신을 공격한다고 인지하는 모든 것이 염증의 원인이 될 수 있다. 인체에 손상을 야기할 수 있는 병원체(세균, 바이러스, 곰팡이 등), 손상된 세포, 자극 물질, 정상적인 위험신호 혹은 자가면역질환과 같은 비정상적인 위험신호 등이 염증의 원인이 된다.

염증의 증상

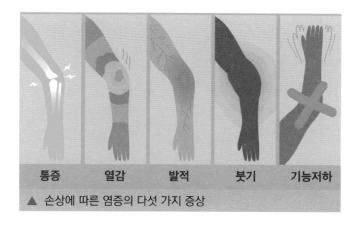

▲ 손상에 따른 염증의 다섯 가지 증상

| 통증 | 열감 | 발적 | 붓기 | 기능저하 |

우리가 직접 눈으로 보고 느낄 수 있는 염증의 증상은 발적, 열감, 붓기, 통증, 기능저하, 다섯 가지이다.

염증의 결과

▶ 성공적인 결과 : 항상성의 회복 (문제 해결!)

염증은 감염을 치유하거나 조직의 재생을 증진시키는 보호 기능을 한다. 그래서 염증의 결과가 성공적일 경우, 조직은 정상적이고 평온한 상태를 회복한다. 이를 염증의 관해(Resolution)라 한다.

때로는 염증이 관해되면서 기능이 개선되기도 한다. 근력 운동 이후 미세하게 손상된 근섬유가 회복되는 과정에서, 더 크고 튼튼한 근육으로 거듭나는 것이 그 대표적인 예이다. 피부과 시술도 이렇게 염증의 원리를 이용한 경우가 많다. 고주파나 레이저를 이용한 피부 재생술 이후, 노화된 콜라겐 섬유가 분해되고 새로운 콜라겐 섬유의 생성이 촉진되면서 탄력 있고 튼튼한 피부 조직으로 회복되는 것도, 이러한 원리를 이용한 것이라 볼 수 있다.

▶ 부정적인 결과 : 항상성의 회복 실패

염증의 결과가 긍정적이기만 하다면, 염증은 안티에이징의 걸림돌이 될 이유가 없다. 과장되게 표현해서 모든 염증이 성공적인 결과로 마무리된다면 노화가 일어나지 않을 수도 있다.

염증이 목적 달성에 실패해서 조직이 정상적으로 회복되지 못할 경우, 조직의 손상이나 질병으로 이어질 수 있다. 대표적인 실패의 결과들은 다음과 같다.

1. 섬유화(흉터)

많은 양의 조직이 손상을 입거나 파괴가 되어 이전과 같은 구조로 회복되는 것이 어려워지면, 정상조직이 아닌, 제 기능을 하지 못하는 흉터조직으로 남는 결과로 나타날 수 있다. 비대성 흉터 혹은 꺼진 흉터, 켈로이드 등이 형성될 수 있다.

2. 농양(고름집) 형성

주로 감염성 질환에서 나타나는 현상이다. 박테리아가 적절히 제거되지 못하면, 염증이 다른 곳으로 퍼져나가지 않도록 격벽으로 둘러싸인 고름집인 농양이 형성된다. 고름 속은 박테리아와 죽은 백혈구, 파괴된 세포 잔해 등을 함유한다.

3. 만성 염증

원인 물질을 적절히 제거하지 못하거나, 원인이 계속해서 나타나는 경우, 몇 개월 혹은 수년간 염증이 지속되는 만성 염증이 된다.

만성 염증이 발생한 조직에는 염증 반응을 관장하는 주요 세포 중 하나인 대식세포가 지속적으로 존재하는데, 대식세포가 방출하는 세포독성물질들은 정상 조직에 지속적인 손상을 유발할 수 있다.

이렇게 해결되지 않은 염증반응의 결과로 발생한 만성 염증은, 정상적인 조직을 파괴하고, 만성 질환과 노화를 촉발하는 위험 요소가 된다.

[대식세포란 무엇인가?]

대식세포의 역할

염증과, 손상으로부터 회복되는 과정은, 매우 복잡하고 어려운 과정이다.

염증반응의 목적을 단순하게 설명하면, 병원체나 외부의 자극 등으로 인체에 손상이 발생했을 때, 외부에서 온 위협을 포함, 불필요한 것을 제거하고 온전한 상태로 되돌리는 것, 궁극적으로는 생명의 항상성을 회복하는 것이 염증반응의 목적이다.

여기서 대식세포는 불필요한 것을 제거하고, 정상적인 조직을 회복시키는 과정 모두를 관장한다.

대식세포란?

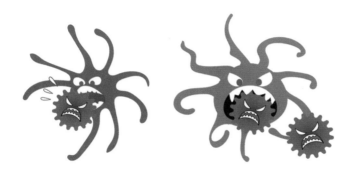

대식세포는 말 그대로, 사이즈가 큰, 먹는 세포라는 뜻이다.

대식세포는 항원을 잡아먹고, 각종 효소를 가진 세포기관인 리소좀을 통해 항원을 소화시켜, 밖으로 배출하는 과정으로, 항원을 제거한다.

이렇게 대식세포는 손상이 발생했을 때, 손상되어 쓸모없어진 조직 구조물과 죽은 세포들을 먹는 작용과, 병균을 직접 제거하는 작용을 한다. 전투 과정이 끝난 후에는, 더 이상 필요가 없어진 면역 세포들의 세포 자살을 유도하는 기능을 한다.

이렇게 불필요한 것, 신체에 해가 되는 것 등을 제거하는 기능을 하는 염증 대식세포(M1)는 이후 문제가 어느 정도 해결되고 나면, 항염증 대식세포(M2)로 분화해 조직줄기세포를 자극해서, 정상적인 조직의 분화를 돕는다.

이처럼 손상 → 염증 → 증식 → 회복으로 이어지는 도식에서, 대식세포는 상황에 따라 형질을 바꿔가며, 파괴를 통해 새로운 건강한 조직을 재생하는 역할을 수행한다.

만성 염증과 노화에 따른, 대식세포의 오작동

대식세포는 신체의 시바신과도 같다. 다양한 신호를 받아 파괴와 생성의 양면적인 역할을 하며, 신체에 가해진 위협을 제거하거나 회복시키고, 신체의 항상성을 위해 힘쓴다. 하지만 대식세포는 이렇게 정상적인 염증 회복의 과정에서는 인체의 방어기능으로 작용하지만, 세월이 흘러 신체가 노화되기 시작하면 때때로 문제를 일으키기 시작한다. 제대로 제거되지 않은 세포의 잔해, 기능이상이 생겨 자멸사 명령을 받지 않고 시스템을 벗어나 멋대로 행동하는 노화세포, 지속적인 유해자극에 의한 손상이 누적되어 발생하는 만성 염증 등에 의해, 대식세포는 정상적인 기능을 벗어나 필요 이상으로 활성화된다. 이렇게 필요 범주를 넘어서 활성화된 대식세포는, 없애야 할 것들만 없애는 것이 아니라 정상적인 조직까지 부식시켜, 노화의 원인으로 작용하게 된다. 원래는 신체의 항상성을 유지하기 위해

활동하던 대식세포와 같은 면역세포들이, 만성 염증 상태에서는 부적응적 활동을 이끌어, 노화와 만성질환을 촉진하는 원인이 되고 마는 것이다.

결국 만성 염증의 조절은, 대식세포와 기타 면역세포들의 불필요한 활성화에 의한 노화를 막는다는 측면에서, 안티에이징에 상당히 중요한 부분이라 할 수 있다.

[만성 염증을 조절하려면 어떻게 해야 할까?]

만성 염증의 조절은 신체가 최대한 오랫동안 건강한 상태를 지속하기 위한, 안티에이징의 핵심 요소이다. 그럼 만성 염증을 유발할 수 있는 원인과, 그 개선 방법에 대해 알아보도록 하자.

1. 외부적인 만성 염증의 원인 제거

인체가 외부의 위협 인자들에게 지속적으로 노출되면, 이러한 만성적인 노출 과정에서 인체의 지속적인 스트레스와 손상을 유발하여, 만성 염증이 촉발된다.

인체가 외부의 위협적인 것에 지속적으로 노출이 되는 상황은, 꼭 고문실에라도 있어야 발생하는 상황이 아니다. 평화롭게 살아가는 사람들도 알고 보면 외부의 위협 인자에 만성적으로 노출되어 있는 경우가 많다. 흡연자의 경우는 흡연, 자외선, 치아 사이에 낀 음식물의 세균, 미세먼지 등 외부에서 노출되는 독성 화학물질, 우리가 먹는 음식물을 생산, 가공 유통, 조리하는 과정에서 함유되고, 발생하는 독성 화학물질 등이 그러한 것이다. 이런 원인들로 인한 손상을 피하거나 줄이기 위해선, 당연히 이런 원인들을 줄이거나 피하면 된다.

· **금연** : 흡연자라면 금연을 통해 호흡기를 통한 다양한 유독성 물질에 노출되는 것을 피할 수 있다. 흡연의 광범위한 해로움은 당신이 피우는 담뱃갑에도

나와 있고 TV만 틀어도 공익광고로 자주 나오다시피, 전반적인 건강에 다른 모든 유해인자들을 합한 것보다 더 해로울 수 있다.

· **자외선 차단제 사용** : 피부에 지속적으로 가해지는 대표적인 스트레스 인자인 자외선이지만 요즘엔 자외선 차단제의 사용으로 피부의 손상을 효과적으로 방어할 수 있다. 하지만 맑은 한여름 낮의 장시간 야외활동에서처럼 피부에 과도하게 일광이 노출되는 것은 자외선 차단제의 방어능력을 한참 넘어서기 때문에, 이러한 과도한 일광노출은 피부 건강을 위해서는 기본적으로 지양하는 것이 좋다.

· **적절한 신체 위생 관리** : 미세먼지 등 외부에서 노출되는 독성 화학물질은, 샤워를 통해 제거할 수 있다. 하루 2회 샤워를 통해 피부에 붙은, 외부에서 온 먼지와, 체내에서 나온 노폐물을 제거함으로써, 유해물질에 의한 피부염을 막을 수 있다. 다만 신체에 가해지는 자극도 위험 인자이므로, 씻을 때 불필요한 자극을 최소화하도록 하자.

· **좋은 음식 먹기** : 잘 먹는 것은 중요한데, 양질의 영양소를 골고루 섭취하기에 앞서 소화기관에 노출되는 것 자체로도 문제가 될 수 있는 중금속 혹은 독성 화학물질이 함유된 음식을 피해야 한다. 유기농 식품 혹은 생산과 유통과정에서의 품질관리가 엄격한 식품을 섭취하도록 한다.

2. 염증성 사이토카인의 분비를 감소시키기

호르몬의 밸런스 상태 등 다양한 원인에 의해, 염증성 사이토카인의 분비가 과다하게 될 수 있는데, 이때 만성 염증이 촉발되고 심화될 수 있다.

이러한 염증성 사이토카인의 과다분비는, 그것을 유발하는 생활 습관과 인체

내 환경을 조절함에 따라 조절 가능하며, 결과적으로는 만성 염증도 조절할 수 있다.

일단 안티에이징에 절대 빠질 수 없는 요소, 꾸준한 운동은 다양한 방향으로 만성 염증을 완화한다. 그 중요한 이유 중 하나는 누구나 알고 있듯이, 운동이 근육량을 증가시키고 지방을 분해를 촉진하기 때문이다.

근육은 항염증성 사이토카인을 분비한다. 지방은 염증성 사이토카인을 분비한다. 운동은 운동 자체로도 염증성 사이토카인을 완화하지만, 운동으로 인해 근육이 늘어나고 지방이 줄어들면, 비만을 개선하고 인체구성성분의 비례를 조절하는 기전을 바탕으로 만성 염증을 조절할 수 있게 된다.

또한 과도한 정신적 스트레스, 불충분한 수면, 피로 등이 염증성 사이토카인의 과다분비를 촉발할 수 있다. 명상과 산책 등 정서적인 스트레스를 완화하는 활동과, 충분한 수면과 휴식을 통해서도 만성 염증을 조절할 수 있다.

3. 각종 영양성분의 충분한 공급으로 만성 염증 완화

인체를 운용하는 것은 매우 복잡한 일이다. 이러한 복잡한 시스템 유지를 위해, 생명 활동에 필요한 에너지와, 인체 조직을 구성하고 체내 생리 기능을 조절하는 다양한 물질을, 외부로부터 공급해줄 필요가 있다. 다양한 영양소의 균형잡힌 섭취는 인체의 생리를 건강하게 유지하는 것은 만성 염증의 조절에 있어서도 중요하다.

흔히 탄단지로 불리우는 탄수화물/단백질/지방의 균형과 더불어, 비타민 A, B군, C, D, E 등의 비타민, 오메가-3, 칼슘보충제, 마그네슘, 크롬, 식이섬유, 코엔자임Q10, 라이코펜, 녹차 폴리페놀, 셀레늄, 글루코사민, 레스베라트롤, 커큐민, 루테인, 제아잔틴 등, 다양한 영양소의 적절한 보충은 인체의 생리적인 질서를 건전하게 유지해서 불필요한 손상을 막고 적절한 회복을 도와서 만성 염증을 조절할 수 있다.

4. 세포자멸사를 활용한 만성 염증의 완화 - 건강한 다이어트

노화에 의해 손상된 세포와 세포소기관, 손상된 단백질들은, 제대로 제거되지 않으면서 잔해처럼 남게 된다. 이들은 우리 몸의 일부였던 존재들이기 때문에 잘 제거되지도 않을뿐더러, 정상적이지 않으면서 제대로 된 기능을 하지 않는 인체 잔해들은 면역세포를 활성화하여 만성 염증 상태를 유발한다.

그런데 최근 세포자멸사를 활성화하여 노화된 세포와 세포소기관들의 제거를 촉발하는 것이 주목받고 있다.

다이어트와 공복으로 인체가 필요로 하는 것보다 칼로리가 부족한 상태가 되면, 인체는 부족한 에너지를 몸 속에서 뽑아내기 위해 에너지 생산을 위한 세포자멸사가 활성화된다.

세포자멸사를 활성화하면 불필요한 조직과 세포의 포식작용이 활발하게 일어난다.

이 과정에서 염증의 원인이 되는 땔감이 줄어들면, 만성 염증 또한 줄어들게 된다.

물론 비만은 만성 염증의 강력한 원인이고, 지방은 염증성 사이토카인을 분비하기 때문에, 다이어트를 통해 체중을 줄이는 것은 체지방을 줄이는 측면에서 만성 염증을 완화한다고 할 수 있지만, 이렇게 불필요해진 인체의 노화 구조물들을 구조조정하는 기전으로도 만성 염증을 완화하는 것이다. 노화된 구조물을 구조조정하는 것은, 그 자체로 노화의 극복, 즉 안티에이징 효과를 가져온다.

이제까지 안티에이징의 핵심 키, 라고도 할 수 있는, 염증에 대해 알아보았다.

인체의 항상성을 유지키 위한 작동인 동시에, 노화의 원인과 결과가 되기도 하는 염증은, 살아가는 동시에 죽어가는 인간 생명의 양면성을 보여주는, 안티에이징에서 대단히 중요한 요소이다. 그러니 염증에 대해 잘 이해하고 이것을 적절히 컨트롤할 수 있다면, 우리는 안티에이징에 한층 더 가깝게 다가갈 수 있을 것이다.

마음의 안티에이징

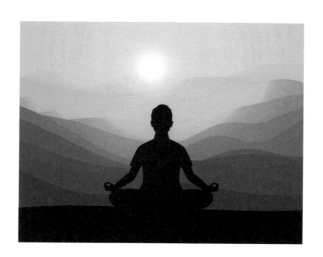

마음을 이루는 부분은 어디일까?

고대 이집트는 마음을 이루는 부분, 즉 정신을 이루는 부분이 '심장'이라고 생각했다. 그래서 심장을 가장 중요한 신체기관으로 생각하여, 미라를 만들때도 심장만 따로 정성스레 처리하곤 했다. 뇌는 '콧물을 만드는 기관' 정도로 생각하여 별로 중요하게 생각하지 않았다고 한다.

하지만 현대의 우리들은, 우리 마음을 이루는 부분이 '심장'이 아니라 '뇌'라는 것을 안다. **그러니 결국 마음의 안티에이징이라 함은, 이 '뇌'의 안티에이징이라 할 수 있다.**

SF영화 등을 보면, 영원한 젊음을 위해 젊은이의 신체에 노화된 사람의 뇌를 이식하는 설정이 흔히 나온다. 헌데 뇌 이식 기술이 구현가능하냐는 차지하고라도, 그것보다 더 큰 문제가 있다. 그것은 뇌 역시 신체 장기 중 하나이며 인체의 일부이기 때문에, 시간에 따른 노화에서 자유롭지 못하다는 것이다. 신체 장기의 일부일 뿐인데, 뇌라고 영원불멸할 리가 없다. 애초 몸무게의 2%밖에 차지 안 하면서 소모 칼로리의 20%를 차지하는, 할 일 많은 기관이다.

물론 우리는 이제까지 신체 노화의 지연, 즉 안티에이징에 대해 이야기해 오면서 그것을 지연시킬 수는 있다는 이야기를 계속해 왔고, 뇌 역시 시간의 흐름에 따라 무질서도가 높아지는 우주에서 그 흐름에 대항해 항상성을 유지하는 생명의 일부이기 때문에, 노화를 지연시키는 것은 불가능한 일이 아니다.

그러나 안티에이징에 있어서, 뇌는 한 가지 불리한 특징을 가지고 있다. 우리가 '뇌'라고 통칭하는 중추신경계는 인간으로서의 정체성을 이루는 중추인데, 대뇌, 변연계, 기저핵, 사이뇌, 소뇌, 뇌간 등 역할에 따라 다양하게 구분되어 있다. 뇌는 인간으로서의 소프트웨어 그 자체이므로 인체 내에서도 다른 곳과는 비교할 수 없는 매우 복잡한 구조를 띠고 있는 것이다. 이전에 설명했던 대로 노화란 구조의 손상이기 때문에, 1000억개의 신경세포가 세포 하나당 1만 개씩 형성해서 만드는 1000조개의 시냅스를 가지면서, 개별적인 시냅스 하나하나가 복잡한 프로세스의 하부구조가 되는, 매우 복잡한 구조이다. 피부와 같은, 상대적으로 단순한 유닛 구조와는 비교할 수가 없다. 이렇듯 그 구조의 복잡함 때문에, '구조의 손상'인 노화에 취약한 장기라 할 수 있다.

뇌는 아직까지 밝혀지지 않은 부분이 많다. 같은 숫자의 트랜지스터를 가진 슈

퍼컴퓨터의 100만 배 효율로 정보를 처리하는 이 신비로운 장기 뇌는 정복하기까지의 과정으로 치면 아직 초기단계에 있으며 나도 깊이 알지는 못하기에, 디테일한 부분을 깊게 다루거나 명료하게 단정지을 수 없는 부분이 많다. 하지만 그 역시 인체의 일부이기 때문에, 어느 정도 가시적으로는 알거나 짐작할 수 있는 부분들이 있다.

뇌는 인체의 다른 부분과 마찬가지로, 효율을 매우 중시여기는 기관이다. 때문에 잘 사용하지 않는 기능과 기억은 서서히 무뎌지고 도태되어 간다. 그리고 현대과학의 연구결과에 따르면, 뇌는 우리가 죽을 때까지, 평생 학습하는 것이 가능하다고 한다.

뇌는 정말 이루 말할 수 없이 수많은 기능을 수행하고 있다. 적절히 사용하지 않으면 기능을 수행하는 능력이 서서히 무뎌질수도 있지만, 계속해서 학습하여 유지하거나 발전할 수 있는 가능성 또한 가지고 있다.

이를 바탕으로 뇌의 노화를 방지하는 방법은, 사실 이제까지 반복해서 설명했던 방법들과 크게 다르지 않다.

1) 신체 전반의 노화를 막기 위한 건강한 생활을 한다.

: 뇌도 신체를 이루는 장기의 일부이므로 결국 몸이 건강해야 당연히 뇌도 건강하다. 그러니 꾸준한 운동과 건강한 생활습관 등으로 몸 전체의 안티에이징을 위한 생활을 해야 한다.

2) 삶에 필요한 여러 가지 뇌 기능들을 '전체적으로 세세하게' 꾸준히 사용한다.

: 사용하지 않는 기능들은 무뎌지면서 쇠퇴한다. 때문에 뇌의 기능을 다양하게 쓰도록 노력해야 한다. 계속해서 움직이고. 다양한 사회적인 활동에 참여하고. 책을 읽고. 손을 이용한 만들기 등 기본적인 능력을 꾸준히 사용하도록 한다.

3) 계속해서 새로운 것을 배우려 노력한다.

: 새로운 것을 배움으로써 의미 있는 뉴런의 연결을 계속해서 발생하도록 하는 것이다. 뇌는 피부와 같이 외부에서 에너지를 가하는 방식으로 건강한 구조를 회복시키는 방식의 안티에이징은 불가능하기 때문에, 끊임없이 배우려는 노력만이 아직은 뉴런의 쇠퇴를 막고 새로운 뉴런의 형성을 이끌어낼 수 있다.

뇌의 건강을 위해서는 이렇게 이성적인 사고기능의 퇴화를 막는 동시에, 정서적인 부분의 건강도 유지해야 한다. 정서적인 건강을 위해서는 다음의 요소들을 권장하는 바이다.

1) 도파민 밸런스의 유지

: 도파민 밸런스는 집중과 동기부여를 통해 건전한 정신기능의 기틀이 된다. 이를 위해서는 술/담배/마약과 같은 향정신성물질과, 시각을 통해 뇌를 자극하는 소셜네트워크서비스, 숏폼 영상, 포르노 등을 절제하고, 운동과 산책, 명상 등의 취미를 갖는 것이 도움이 된다.

2) 긍정적인 정서의 단련

: 노화하고 병들어 가면서 쉬웠던 것이 쉬워지지 않다가 결국은 죽음으로 끝나는, 죽음과 가까워지는 과정에서 거의 필연적으로 동반되는 것은, 부정적인 정서이다. 젊음과 건강뿐만이 아니라, 나이 들어가면 하나하나 잃어가는 것들이 많으므로, 점점 부정적이게 되기 쉽다. 이러한 노년기의 부정성의 정서에 잠식당하지 않도록, 긍정적인 정서를 단련하는 것이 필요하다.

나이 들어서도 긍정적인 정서를 유지키 위해서는, 사람들과 소통할 수 있는 사회를 계속 갖고 있는 것이 좋다. 인간은 사회적 동물이므로, 소통과 교감, 사교를 위한 장은 늘 필요하다. 또한 소일거리라도 생산적인 일을 하거나 사회생활을 하고 있다는 것은 그 자체로 삶의 희망을 갖게 하기에, 반드시 경제적 측면만을 위해서가 아니라도 일거리나 취미를 항상 갖고 있는 것이 좋다고 생각한다.

닥터 엔트로피의 안티에이징과 3대 운동
- 러닝, 웨이트, 댄스

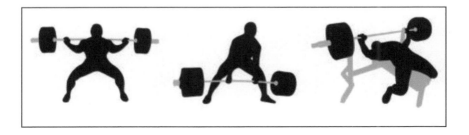

보통 3대 운동 하면, 웨이트 트레이닝의 3대 운동, 스쿼트, 벤치 프레스, 데드 리프트를 꼽는다. 이는 웨이트 트레이닝의 여러 운동들 중 대관절, 복합관절의 사용으로 가장 기본이 되면서 비중이 큰 운동들이다. 그렇기 때문에 세 가지 운동을 한 번에 들어 올릴 수 있는 무게는, 종합적인 힘의 척도로 이용되곤 한다. (ex: 1RM 3대 500)

그렇다면 안티에이징에 효과적인 세 가지 운동에는 어떤 것들이 있을까? 그것에 대해, 내가 개인적으로 하고 있으면서 또한 추천하고 있는 세 가지 운동을 소개하고자 한다.

1. 러닝

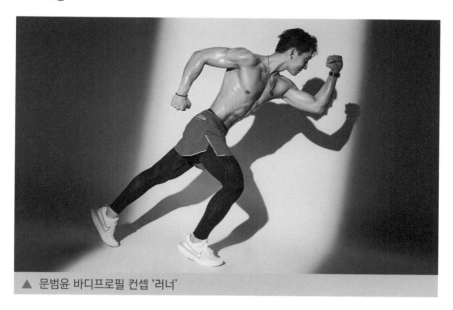

▲ 문범윤 바디프로필 컨셉 '러너'

건강과 안티에이징을 위해 운동을 딱 하나만 선택해야 한다고 했을 때, 내가 첫 번째로 추천하는 종목은 바로 '달리기'이다.

인간의 기본은 직립이다. 걷기와 달리기가 기본이라는 이야기이다. 언뜻 육체적 스펙이 약해 보이는 인간은 의외로 지구력이 상위권인 동물이다. 이 지구력 덕분에 인간은 사하라 이남에서부터 전 세계로 뻗어나가 이동할 수 있었다. 그리고 그러기 위해, 인간은 오랫동안 걷거나 뛸 수 있는 몸을 지니고 있다.

그러니 인간의 가장 근본적인 행위인 걷기, 그리고 여기서 파생된 달리기는, 인간의 가장 근본적인 움직임인 만큼, 가장 필수적인 움직임을 모두 활용하게 만든다.

하체와 코어를 중심으로 양 팔다리를 번갈아 앞으로 보내며 나아가는 달리기는, 모두가 알다시피 전신 유산소 운동의 대표이다. 그럼 달리기를 하면 어떤 건강상의 이점이 있을까?

1) **심혈관계 건강 개선** : 심장의 크기 증가에 따라 심박출량이 증가하고, 모세혈관의 밀도가 증가하고, 고혈압 환자에서 혈압이 감소하는 등의 효과로, 달리기는 심혈관계 건강을 개선한다.

2) **만성질환 위험성 감소** : 인슐린 민감도 개선, 콜레스테롤 수치개선, 지방전환 감소, 글리코겐 저장량 증가 등으로 혈액수치가 개선되면서, 만성질환의 위험성이 낮아진다.

3) **노폐물 제거 촉진** : 인체의 구석구석에 산소와 영양분의 공급이 원활하게 이루어지면서 노폐물 제거가 촉진된다.

4) **정신건강 개선** : 자율신경계의 안정화와 세로토닌 분비 촉진, GABA, BDNF 등의 뇌의 신경전달물질 분비의 증가로 정신적 안정화에 기여한다.

2. 웨이트 트레이닝

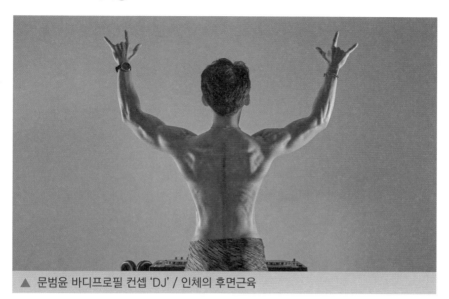

▲ 문범윤 바디프로필 컨셉 'DJ' / 인체의 후면근육

닥터 엔트로피의 건강과 안티에이징을 위한 운동 두 번째, 웨이트 트레이닝이다.

근육량과 근력의 감소는 그 자체로 노화의 주된 소견이다. 근육은 노화를 막기 위한 중요한 자산이다. 돈은 로또 당첨되면 한 번에 만들 수도 있지만, 근육은 그렇게 하기가 불가능하다. 아직 젊어서부터 꾸준히 적금 붓듯이 적립하여 쌓아가야 한다. 그나마 이미 부어 놓은 적금은 쓰지만 않으면 남아 있기라도 하지, 근육은 쓰지 않으면 쌓은 시간보다 훨씬 빠르게 사라진다. 나이가 들고 은퇴하면 젊을 때보다 수입이 적어져 돈 모으기가 쉽지 않듯이, 근육도 나이가 들수록 적립하기 쉽지 않아진다. 애초 근육량과 근력의 감소가 노화의 소견이니 당연하다. 아직 젊을 때부터 이 자산을 꾸준히 적립해 놓아야 한다.

웨이트 트레이닝은 중량 부하를 통해 근육을 자극해서 효율적으로 근력과 근육을 성장시키는 것을 목표로 하는 운동이다. 물론 대부분의 운동이 근육을 만들어주긴 하지만, 웨이트 트레이닝은 애초 목표가 근육을 만드는 운동이다. 그러니 근육량 유지를 위해 할 수 있는 가장 효율적인 운동이 웨이트 트레이닝이라고 할 수 있을 것이다.

그럼, 근력운동을 하며 근육량을 일정 수준 이상으로 유지하면, 어떤 건강상 이점이 있을까?

1) 인대, 연골, 건을 강화하고 골밀도를 증가시켜서 각종 근골격계 질환을 예방한다.
2) 근육에서 분비되는 호르몬인 마오카인은 항염증 작용을 하고 면역체계를 조절한다.
3) 각종 대사성 호르몬의 유지와 테스토스테론, 성장호르몬의 분비를 촉진한다.
4) 정맥과 림프순환을 촉진해서 노폐물 배출이 원활하게 일어날 수 있도록 한다.

3. 댄스

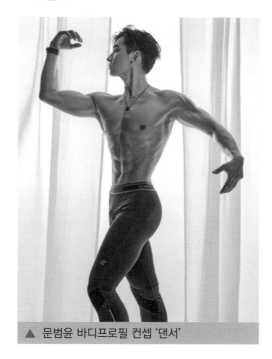

▲ 문범윤 바디프로필 컨셉 '댄서'

닥터 엔트로피의 안티에이징 세 번째 운동은 '댄스'이다.

좋은 운동이라 널리 알려진 달리기나 웨이트에 비해 댄스는, 특별한 사람들의 기술이나 취미의 영역이거나, 혹은 헬스장 다니기 재미없어서 하려는 운동 정도로 취급되는 경우가 많다. 하지만 나는 개인적으로 상당히 기본적이고 필수적인 행위라고 생각하는 편이다.

춤은 매우 역사 깊으면서 의외로 모두에게 일상이었던 행위이자 오락이다.

춤은 역사적으로 댄서나 아이돌만 춰 왔던 것이 아니다. 대중적으로 춤을 즐기는 문화는 늘 있어 왔다.

우리나라도 예로부터 명절이나 잔칫날마다 춤을 춰 왔다. 다들 알고 있는 '강강술래'도 무용수가 추는 춤을 감상하는 문화가 아니라, 추석날 보름달 아래에서 다 같이 손을 잡고 노래를 부르며 도는 일종의 '댄스'라고 할 수 있다.

유럽은 원래 귀족의 기본 교양으로서 춤을 추었다. 서민들도 잔칫날이면 모여서 춤을 추는 모습을, 서양의 여러 명화들에서 발견할 수 있다.

즉, 동서양 모두 춤은 원래 생활이었다. 이렇게 전세계적으로 춤추는 문화가 있다는 것은, 그것이 본능의 영역이라는 것이다.

춤의 영어 낱말인 댄스(Dance)는 산스크리트 원어(原語, ZendicSanskrit)의

Tanha(탄하)가 어원(語源)이며 Tanha는 '생명의 욕구'를 뜻한다고 한다. 단어부터가, 그것이 본능임을 담고 있다고 할 수 있다.

즉, 춤은 극히 일부의 사람만이 익힐 수 있는 기술이거나, 특별한 취향이 있는 사람이 일부러 배워야 하는 드문 취미거나, 소위 말하는 '날라리' 같은 사람이 즐기는 그런 것이 아닌, 인간 모두가 누구나 즐길 수 있어야 하는 '생명의 욕구'인 것이다.

하지만 현대 사회의 우리나라는 이 '춤의 공백기' 속에 있는 듯하다. 명절마다 잔칫날마다 누구나 춤을 추는 문화는 현대 사회의 발달에 따라 없어졌고, 외국처럼 일상적인 파티 문화가 있는 것도 아니다. 극동아시아권 문화적 특징으로 튀는 걸 지양하고 나서서 춤을 추는 것이 무난하게 여겨지지 않는 수줍음이 있어서, 현재 춤은 아예 '노는 사람'이 즐기거나, 혹은 아예 '전문적으로' 즐기는 특별한 기술이나 취미의 영역에 있다. K팝의 영향으로 댄스학원 다니는 사람들이 많이 늘기는 했으나 그것조차도 경쟁과 완성도 높은 안무를 학습하는 K스타일에 편향되어 있기도 하다. 원래 춤은 스스로 흥을 돋우고 즐기는 본질을 갖고 있으며, 이러한 본질을 누구나 즐길 수 있는 문화가 앞으로 정착되었으면 하는 바람이다.

신체의 다양한 움직임으로 자신을 표현하는 댄스는 기본적으로 상당한 체력이 요구되는 유산소성 특징을 가지고 있다. 이와 더불어 다양한 종류의 디테일한 움직임의 학습이 이루어진다.

일상생활에서 우리는 보통 다소 제한된 움직임을 사용하며 지낸다. 일상에서 쓰지 않은 복잡한 움직임을 음악에 따라 유려하고 자연스럽게 구사하는 것은 대뇌, 소뇌, 척수 등 다양한 뇌신경 부위에 긴밀한 연계가 필요한 어려운 일이면서, 많은 훈련이 요구되는 일이다.

어색하지 않게 움직이는 일이 어려운 일이라는 것은, 안 쓰던 동작을 익힐 때만 알게 되는 것이 아니다. 오른손잡이가 왼손으로 글을 쓸 때, 깁스를 풀고 난 뒤 다시 움직일 때 등, 은근히 많은 상황에서 겪게 될 수 있다.

사람은 노화과정에서 하드웨어적인 신체기능 뿐 아니라 소프트웨어적인 부분도 녹이 슬게 된다. 옷을 입고 벗는다던가 물건을 꺼내고 넣는 등의 일상적인 움직임을 수행하는 능력도 노화가 진행됨에 따라 어색해질 수 있다. 댄스는 일상적이지 않은 다양한 움직임을 구사하고 체득하는 과정에서, 움직임을 만들어내는 뇌 기능을 단련하고, 협응성의 퇴화로 움직임이 어색해지는 것을 막아줄 수 있다. 또한 아름답고 자연스러운 움직임을 구사하는 능력이 유지되는 것은, 잘못된 움직임으로 인한 근골격계의 손상을 방지할 수 있다. 댄스 외에도 필라테스와 요가 같은 운동들 또한, 다양한 동작을 올바르게 구사하는 과정에서 인체의 협응력과 밸런스의 개선효과를 가져올 수 있다.

총평

달리기, 웨이트 트레이닝, 댄스, 각 운동들이 신체와 정신에 주는 이점들은 실제로 위처럼 명확하게 구분되는 것은 아니다.

하지만 조금씩 초점이 다른 세 운동을 적절히 결합해서 트레이닝을 할 경우, 근력의 유지, 심혈관계 건강 유지, 호르몬 분비와 내분비계 건강 유지, 혈액 수치 안정화, 정신건강, 다양한 움직임을 정확하고 유려하게 구사하는 능력 등, 전반적인 신체-정신기능의 유지에 큰 도움이 될 수 있다.

또한 개인적으로는 운동의 목표점을 한 곳만 보고 하는 것은 균형에 맞지 않는다고 보는 편이다. 웨이트 매니아들은 근손실이 온다고 달리기 등 유산소 운동 자체를 기피하는 경우가 있다. 헬스 유튜버 김계란이 나오는 '헬창의 삶'을 봐도, 근손실 온다고 바로 앞에 있는 카페를 택시 타고 가는 개그가 나오기도 한다. 반대로 러너의 경우는, 근육이 많이 붙으면 기록이 떨어져서 근력운동을 지양할 것을 권장하는 경우가 더러 있다.

하지만 운동은 결국 종합적인 건강과 몸의 균형을 위해 하는 것이다. 보디빌더 대회 나가는 프로거나, 기록 세우는 게 직업인 선수가 아니라면, 균형적인 발전을 꾀하는 것이 운동의 목적성에 훨씬 더 부합한 것이 아닐까?

운동과 안티에이징 - 개요

최고의 안티에이징 비법은 운동이다.

운동이 건강을 유지하고 노화를 지연시키는 데 도움이 되는 것은 모두가 알고 있다.

종류에 따라 건강 유지에 좀 더 효율적인 운동도, 덜 효율적인 운동도 있겠지만, 일단 운동을 한다는 것 자체로 건강 유지에 도움이 된다.

운동이 어떻게 건강유지와 항노화에 기여하는지 간단히 정리하면 다음과 같다.

1. 세포의 기능을 향상시킨다 (Booast cellular function)
2. 피부 건강을 증진시킨다 (Improve skin health)
3. 근육량과 근력을 증가시킨다 (Increases muscle mass and strength)
4. 심혈관계 기능을 증진시킨다 (Enhances Cardiovascular Function)
5. 인지기능을 향상시킨다 (Improves Cognitive Function)
6. 염증을 완화한다 (Reduces Inflammation)

우리 몸은 움직이라고 만들어졌다. 현대 사회의 일상은 건강에 필요한 정도의 움직임을 갖기에는 부족한 점이 많다. 활동적인 일을 한다 해도, 운동은 적절한 방법으로 건강에 필요한 움직임을 만든다. 특별한 목적이 없어도 운동 자체는 활력 있는 일상을 위해 반드시 필요한 요소이다. 그럼 다음 장에서, 운동이 어떤 식으로 안티에이징에 기여하는지 자세히 알아보도록 하자.

운동과 안티에이징 – 세포기능의 개선

운동은 다양한 건강상의 이점을 가져온다. 그중 생명의 기본단위인 세포 수준에서도 구조와 기능에 긍정적인 변화를 가져온다. 세포 단위의 항노화 작용을 크게 다섯 가지로 나누면 다음과 같다.

1) 미토콘드리아의 기능과 수 증가

2) 산화 스트레스에 대한 저항력 강화

3) 세포 인슐린 민감성의 개선

4) 자가포식의 증가

5) 건강 유전자의 발현

1) 미토콘드리아 기능과 수 증가

미토콘드리아는 우리가 섭취하는 탄수화물, 단백질, 지방과 같은 에너지원을 세포에서 직접 사용할 수 있는 ATP 형태로 에너지를 생산하는 세포의 발전소이다. 미토콘드리아는 우리 몸에 필요한 에너지의 90%를 생산하기 때문에, 미토콘드리아의 기능이 떨어진다는 것은 에너지의 생성과 활용이 줄어드는 것을 뜻하고, 이는 노화의 주요 원인 중 하나이다.

그렇기에 미토콘드리아 기능을 유지하는 것이 항노화의 핵심 요소라고 볼 수 있는데, 운동을 하게 되면 미토파지(Mitophagy)의 과정이 촉진된다. 노화된 미토콘드리아가 분열하면서 건강한 미토콘드리아를 생성하고, 손상되어 기능이 떨어진 미토콘드리아는 자가포식 작용을 통해 탈락된다. 결과적으로 미토콘드리아 숫자와 기능이 개선되는 결과가 나타나는 것이다. 그 결과 ATP를 생성하는 세포의 전반적인 능력을 향상시켜서, 운동으로 인해 세포 에너지 생산 및 기능을 향상시킨다.

2) 산화 스트레스(Oxidative Stress)에 대한 저항력 강화

운동은 세포 내 활성산소종(ROS;Reactive Oxygen Species) 생성을 촉진한다. 적당량의 ROS는 산화 스트레스에 대한 세포 방어 매커니즘을 유발하는 역할을 할 수 있다.

규칙적인 운동은 항산화 방어기능을 상향해서 조절함으로써, 산화 스트레스에 대한 세포의 방어력을 강화하고, 그 결과 산화적 손상에 대한 세포 회복력이 향상되고 세포 기능이 향상된다.

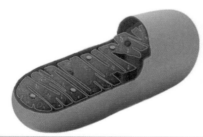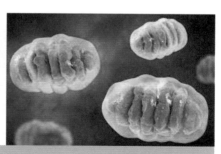

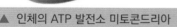
▲ 인체의 ATP 발전소 미토콘드리아

3) 세포의 인슐린 민감성(Insulin Sensitivity)이 개선

인슐린은 혈당 수치를 조절하는 호르몬으로 익히 알려져 있다. 운동하는 동안 근육 세포는 에너지 생산을 위해 더 많은 포도당을 필요로 하게 되고, 이에 따라 인슐린에 대한 세포의 민감성을 개선시켜 혈류에서 세포로 포도당 흡수를 촉진한다.

인슐린 감수성이 높아진 세포는 포도당을 더 잘 흡수하고 활용할 수 있어, 더 나은 세포 에너지 대사기능을 가지게 된다.

4) 자가포식(Autophagy)의 증가

자가포식이란 소기관 및 단백질과 같은 손상되거나 기능 장애가 있는 세포 구성 요소를 포식 분해하여 재활용하는 것을 포함하는 세포 과정을 말한다. 운동은 자가포식을 자극하여 불필요한 세포 구성 요소를 보다 효율적으로 제거하고 세포 건강을 개선한다.

운동을 통한 자가포식의 활성화를 통해 세포 항상성을 유지하고 세포 기능을 최적화하며 세포 기능 장애 및 질병의 위험이 줄어들게 되는 것이다.

5) 세포 건강 유전자 발현의 향상

운동은 유전자 발현을 조절하여 에너지 대사, 항산화 방어 및 염증과 같은 다양한 세포 과정에 관여하는 유전자의 활동에 영향을 준다.

규칙적인 운동은 세포 건강을 촉진하는 유전자를 상향 조절하고 세포 기능 장애 및 질병과 관련된 유전자를 하향 조절하는데. 그 결과로 세포 기능과 전반적인 건강이 개선된다.

운동과 안티에이징 – 심혈관계 순환기능의 개선

40조개의 세포로 이루어진 인체는 유기적으로 협동하기 위한 다양한 시스템을 갖추고 있다.

정보를 전달하고 다양한 명령을 내리는 신경계.

세포가 이동하고 다양한 영양소, 호르몬과 각종 분자들이 이동하는 물류 체계로 교통망 역할을 하는 심혈관계.

이러한 심혈관계 구조의 손상과 기능의 저하는 노화 현상의 주된 변화 중 하나이며, 노화의 결과이면서 다시 노화의 원인이 되는 악순환이 이루어진다.

인체의 순환계는 엔진 역할을 하는 심장과 심장에서 나가는 동맥계, 일을 마치고 다시 세포에서 심장으로 돌아오는 정맥계로 구성된다.

심장부터 가지를 치며 뻗어나가는데 이름이 붙은 큰 가지부터 눈에 잘 보이지 않는 세 동, 정맥 및 모세혈관을 모두 이은 성인 심혈관계망의 총 길이는 대략 100,000km에 달한다.

이렇게 복잡하고 정교한 인체의 물류 시스템은 노화 과정에서 다양한 스트레스에 의해 크고 작은 구조적 손상과 기능의 저하가 발생한다.

운동은 이러한 구조적 손상과 기능의 저하를 늦추거나 막을 수 있도록 심장,

혈관 및 혈액을 포함하는 심혈관계에 많은 이점을 가져온다.

[심장 기능의 개선] 운동은 심장 근육을 강화하여 혈액을 효율적으로 펌핑하는 능력을 향상시킨다. 운동하는 동안 심장에는 증가된 산소와 영양분 요구를 충족시키기 위해 심장 역시 평소보다 더 많은 운동을 하게 만들고, 심장 또한 근육의 일종이기에 반복된 단련은 심장을 강화하여 심박출량을 높이게 된다. 심장이 튼튼해지며 더 적은 노력으로 더 많은 혈액을 순환시킬 수 있는 더 성능 좋은 심장으로 이어져, 심장에 가해지는 부하를 줄일 수 있다.

[혈압 저하와 심장의 부담 감소] 운동은 혈관 내피세포의 기능 개선 등 다양한 작용으로 혈관의 유연성과 확장을 증가시켜 혈류를 개선하고 혈류저항을 줄인다. 이것은 심장의 업무량을 줄여서 혈압을 낮추는 결과를 가져온다. 적절히 낮은 혈압은 심장과 혈관의 부담을 줄여 심혈관계의 건강과 기능유지에 도움이 된다.

　또한 운동으로 잘 발달된 근육은 정맥 순환을 촉진시키는 펌프 역할을 하여 말초 순환계가 원활히 작동할 수 있도록 도와주고, 정맥의 회귀를 촉진해 심장에 충분한 혈액이 충전될 수 있도록(Preload; 전부하) 하는데, 이것 역시 심장의 업무효율을 높여 심장의 부담을 줄이는 역할을 한다.

[콜레스테롤 수치의 개선] 규칙적인 운동은 혈관을 막아 심장질환을 유발할 수 있어 나쁜 콜레스테롤로 분류되는 저밀도 지단백(LDL)의 혈중 농도를 낮추고, LDL을 조절하는 좋은 콜레스테롤 고밀도 지단백(HDL) 수치를 적정 수준으로 높이는데 기여하여, 동맥의 플라크 축적을 예방하는 효과를 가져온다.

[혈관의 염증 감소] 동맥의 만성 염증은 혈관을 경직되게 만들어 심혈관 질환의 위험을 높인다. 운동은 혈중 염증 지표 수치를 낮추고 건강한 면역 반응을 촉진

하여 혈관의 염증을 줄인다. 이는 동맥에 플라크(*콜레스테롤과 같은 지방질로 이루어진 혈관 안쪽의 퇴적물)가 쌓이는 것을 방지하여 심장 질환의 위험을 감소시킨다.

[체중 관리] 과체중이나 비만은 심장과 혈관에 추가적인 부담을 주어 심혈관 질환의 위험을 증가시킨다. 운동은 칼로리를 태우고 순수 근육량을 늘리는 데 도움이 되어 건강한 체중을 유지하고 심혈관 질환의 위험을 줄인다.

운동과 안티에이징 – 근육량과 근력의 유지

운동에 의한 근육량과 근력의 유지는 그 자체가 안티에이징이다.

힘과 기력이 떨어지는 것은, 노화에 따른 주된 소견 중 하나이다.

근육량과 근력의 감소는 다양한 측면에서 일상생활의 질을 떨어뜨린다.

근육의 양이 일정 수준 이하로 감소하는 근감소증(Sarcopenia)에 대해 과거에는 자연스러운 노화과정으로 여겼다. 그러나 2016년부터 미국은 근 감소증(Sarcopenia)에 공식적인 질병코드를 부여했고, 대한민국도 2021년부터 근감소증에 공식적인 질병 코드를 부여하는 등, 근감소증을 극복해야 할 질병, 도전과제로 생각하게 되면서, 많은 이들이 근육량과 근력의 유지를 위해 노력하고 있다.

운동을 하면 근육량과 근력 유지에 도움이 되는 것은 설명이 필요 없는 상식이다. 그럼 근육이 건강유지에 어떻게 기여하는지에 대해 살펴보도록 하자.

[근육=순환계 자체]

근육은 혈액의 원활한 순환을 위한 핵심적인 역할을 한다.

심장에서 멀어질수록, 아래쪽으로 갈수록 원활한 순환에 있어 근육의 역할은 더욱 중요해지기 때문에, 발, 종아리, 허벅지 등 인체 하부 말단의 대근육들을 제 2, 제3의 심장이라 부르곤 한다.

오랫동안 중환자실에 누워있는 환자가 종국에는 강한 혈압유지 약물의 작용에도 의미 있는 혈압을 만들어내지 못하는 이유는, 약해질 대로 약해진 말단의 근육과 혈관이 심장이 온몸을 위해 짜낼만한 혈액의 회귀(=전부하 : Preload)를 만들어내지 못해서인 경우가 많다.

수축과 이완을 통해 동적인 압력(Dynamic Pressure)을 제공하는 근육은 순환계의 일부이며, 적정 근육량의 유지는 순환계 건강에 필수적이다.

[뼈 건강 증진]

뼈에 붙어 있는 근육은 수축할 때 뼈를 자극하여 새로운 뼈조직이 생성되는 신호를 만드는데, 이 과정은 골밀도와 강도를 유지하도록 도와준다. 이것은 나이가 들어감에 따라 골다공증을 예방할 수 있도록 한다.

[호르몬 균형]

근육 조직은 항염증 작용을 하고 면역 체계를 조절하는 데 도움이 되는 미오카인(Myokine)이라는 호르몬을 생성한다. 규칙적인 운동은 미오카인(Myokine)이 건강한 수준으로 유지될 수 있도록 한다. 이것을 직접 분비하는 역할 뿐 아니라 근육 자체의 칼로리 소모, 포도당 사용 기능에 의해 인슐린 민감도가 유지되어 인슐린의 작용을 도와주고, 운동에 의해 유발된 긍정적인 스트레스와 일시적인 혈당의 저하가 남성 호르몬인 테스토스테론(Testosterone), 성장호르몬, 각종 대사 호르몬 분비를 자극하여 인체의 호르몬 균형에 기여한다.

[잠재적 손상의 예방]

골격근은 부피와 탄성을 가진 섬유형 조직으로, 매우 건강한(Athlete) 사람의 경우는 본인 체중의 50% 혹은 그 이상의 비중을 차지한다. 우리가 원하는 움직임을 만들어주는 유연한 근육 조직은 외부의 충격에 대해 탄력적으로 대응하여 충격을 흡수해서 잠재적 손상으로부터 내부를 보호한다.

운동과 안티에이징 – 두뇌 기능의 노화 예방

영화 '겟 아웃'을 보면, 늙은 백인의 뇌를 젊고 건강한 흑인의 육체로 옮기면서, 젊은 육체를 얻는다. 수술적 안티에이징인 셈이다.

하지만 뇌 역시 늙는다. 노화가 진행되면 인지기능을 포함한 뇌 기능은 점차 감퇴한다. 장기기억 형성능력이 떨어져 새로운 것을 학습하는 능력이 떨어지고, 집중력도 떨어진다.

또한 인체의 움직임을 만들어내는 것은 우리 뇌의 중요한 기능이다. 모든 인체의 움직임은 기본적으로 뇌에서 관장한다. 그렇기에 노화에 의한 뇌 기능 감퇴는 소프트웨어적 특면에서 운동 기능을 떨어뜨린다. 움직임은 부산스럽고 산만해지며, 원하는 움직임을 구사하기 어려워지고, 움직임의 정교함이 떨어진다.

그런데 운동은 다양한 방향으로 우리 뇌의 노화를 지연시킨다.

* 심혈관계 기능의 개선을 통한 뇌 영양공급 및 노폐물 배출을 활성화한다.

인체의 심혈관계는 산소와 영양분 등 세포에게 필요한 것을 전달하고 불필요한 노폐물 등을 배출하는 인체의 도로망이다. 운동에 의한 심혈관계의 기능 개선은 뇌에서도 마찬가지로 영양공급과 노폐물 배출을 활성화하여 뇌 기능을 유지하고 손상을 방지한다.

＊뇌신경세포 생성을 촉진한다.

운동, 특히 달리기와 같은 유산소운동은 BDNF. FGF-2, IGF-1, VEGF, NGF 와 같은 성장인자의 발현을 증가시키며, 이러한 성장인자들은 신경세포의 생성을 촉진한다.

이 중 BDNF(Brain-Derived Neurotropic Factor)는 신경세포의 성장 및 생존을 돕고, 시냅스의 가소성을 조절하는 중요한 신경성장인자이다.

유산소운동은 뇌의 해마와 소뇌, 대뇌피질, 척수에서 BDNF의 발현을 증가시킨다.

BDNF의 발현 증가로 메모리 생성의 핵심 역할을 하는 해마를 포함한 뇌의 신경세포 생성이 촉진된다.

＊뇌혈관 생성을 촉진한다.

운동은 뇌혈관의 특성과 분포 양상을 변화시켜 노화 방지에 기여한다.

뇌혈관은 노화가 진행되면서 기능적 조절능력이 떨어지고, 혈관벽의 경화와 함께 미세혈관의 손상이 동반되는 등의 변화를 겪는다.

운동은 뇌혈관의 생리적 특성을 개선시키며 새로운 모세혈관의 생성을 유도한다.

＊운동 학습에 의한 신경세포 시냅스의 생성을 촉진한다.

시냅스란 신경세포들 사이의 신호전달을 매개하는 연접부위이다. 시냅스는 경험에 반응하여 구조와 기능의 변화를 보이는데, 이러한 시냅스의 가소성을 바탕으로 학습 및 기억형성이 일어난다.

뇌의 시냅스는 노화가 진행되면서 개수가 감소하고 기능이 저하된다.

새로운 동작이나 기술을 반복 수행을 통해 배우는 운동학습과정은 뇌의 시냅스 생성을 촉진하고 기능 저하를 막을 수 있다.

뇌의 새로운 시냅스 형성은 단순 반복적인 운동보다는 각종 구기종목, 댄스, 무용, 요가 등, 복잡한 협응성이 요구되는 운동에서 두드러지게 나타난다.

규칙적인 운동과 함께 다양한 학습경험을 통해 시냅스 생성을 유도함으로써 젊고 건강한 두뇌의 컨디션을 유지할 수 있는 것이다.

운동과 안티에이징 - 만성 염증의 완화

앞서 이야기한 대로, 노화의 결과로 발생한 만성 염증은 다양한 만성질환과 암을 유발하는 등 노화를 가속한다. 그리고 규칙적인 운동은 아래와 같은 다양한 기전으로 만성 염증을 감소시킨다.

* 전염증성 사이토카인(Pre-inflammatory cytokine)의 감소

사이토카인(Cytokine)은 세포 간 의사소통 수단인 신호 전달 물질이다.

운동은 IL-6 및 TNF-a 와 같은 염증을 유발하는 사이토카인의 생성을 감소시키고, IL-10과 같은 항염증성 사이토카인의 생성을 증가시켜, 만성 염증을 완화한다.

* 항염증 작용을 하는 마이오카인(Myokine) 생성 증가

운동은 골격근 세포에서 생성되는 마이오카인의 생성을 증가시킨다.

마이오카인은 항염증 작용이 있어 만성 염증을 감소시킨다.

* 산화 스트레스의 감소

만성 염증 상태에서 활성산소(ROS) 발생이 과도하여 조직의 손상과 노화를 유발한다.

운동은 활성산소종(ROS)을 중화시키는 SOD(Superoxide dismutase: 초과산화이온을 산소와 과산화수소로 바꿔 주는 불균등화 반응을 촉매하는 효소) 및 카탈라제(Catalase)와 같은 항산화 효소의 생성을 증가시켜 만성 염증을 완화한다.

* 인슐린 감수성의 개선

당뇨는 혈당을 조절하는 인슐린 감수성이 떨어지면서 혈당 수치가 높게 유지되는 상태를 말한다. 이는 만성 염증을 유발하고 심화시키는 핵심 인자이다. 운동은 인슐린 감수성을 개선하여 만성 염증을 완화한다.

* 노화 세포의 축적의 감소

운동은 노화 세포의 축적을 줄이고 세포 기능을 개선하는 데 도움이 될 수 있는 시르투인 단백질의 생성을 증가시켜, 만성 염증을 유발하는 불필요한 노화 세포의 축적을 막는다.

이렇듯 규칙적인 운동은 만성 염증의 완화를 통해 노화를 방어한다.

운동과 안티에이징 – 피부 건강 개선과 노화의 지연

우리는 사람의 나이를 그 사람의 외모, 즉 외적 노화 정도를 바탕으로 판단한다. 이렇게 그 사람의 외모로 나이를 가늠할 때, 겉에 보이는 피부의 상태는 매우 큰 비중을 차지한다.

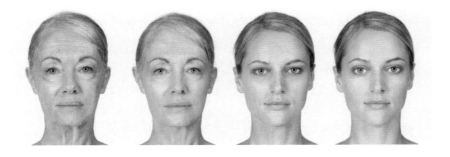

"건강한 피부상태"만큼이나, 외적 젊음의 척도인 동시에 실질적으로 인체의 전반적인 건강상태를 드러내는 요소는 거의 없다고 봐도 무방하다.

이전까지 운동이 어떻게 항노화에 기여하는지 살펴보았었다.

세포 기능의 개선, 심혈관계 순환기능의 개선, 근육량과 근력의 유지, 두뇌 기능의 노화 예방, 만성 염증의 완화 등, 운동은 다양한 측면에서 노화를 예방한다.

그리고, 운동을 하면 피부가 건강해진다.

규칙적인 운동에 의한 피부 건강 증진 및 노화 예방은, 앞서 정리한 운동에 의한 안티에이징 효과의 복합적인 작용으로 나타나게 된다.

* 건강한 심혈관계와 피부의 건강

운동을 하면 인체의 물류체계인 심혈관계가 건강해진다.

즉, 몸 곳곳의 세포에 대해, 필요한 것(수분, 산소, 영양분, 호르몬 등)을 공급하고 불필요한 노폐물 등을 배출하는 일이 원활하게 이뤄진다는 뜻이다.

건강한 피부의 가장 중요한 요건 중 하나는 피부의 수분 농도이다.

피부가 촉촉하기 위해서는 표면의 증발이 적은 환경이 필요하고 (밀폐 ; Occlusion)

피부에 도달한 수분을 잘 머금을 수 있어야 하며 (보습 ; Water capturing)

그 전에, 피부까지 수분이 원활하게 공급되어야 한다.

규칙적인 운동을 통해 심혈관계를 건강하게 유지하게 되면 뿌리와 줄기가 건강한 나무가 잎이 싱싱하듯, 체내의 수분이 인체의 가장 말단인 피부까지 원활히 공급되어 촉촉한 피부를 유지할 수 있다.

* 세포 기능의 개선 & 만성 염증의 완화

규칙적인 운동은 세포 기능을 개선하고 만성 염증을 완화한다.

미토콘드리아 기능과 수 증가

산화 스트레스에 대한 저항력 강화

세포 인슐린 민감성의 개선

자가 포식의 증가

건강 유전자의 발현

등의 세포 기능 개선이 일어나고, 이에 더해,

전염증성 사이토카인(Pre-inflammatory cytokine)의 감소

항염증 작용을 하는 마이오카인(Myokine) 생성의 증가

노화 세포의 축적 감소

등의 효과를 바탕으로 만성 염증이 완화된다.

만성 염증은 지속적인 산화 스트레스를 만들어내어 인체 조직 구조의 노화를 촉진한다.

피부가 노화되는 과정에서 표피 진피 경계부가 평평해지고, 피부가 얇아지고, 콜라겐의 감소와 분절이 일어나면서 피부는 탄력을 잃어간다.

피부의 색소 멜라닌(Melanin)를 만들어내는 멜라닌세포의 역할은 멜라닌 분비를 통해 산화 스트레스로부터 피부의 손상을 방어하는 것이다.

세부적인 발생원인은 제각각이지만, 색소질환은 기본적으로 항산화 역할을 하는 멜라닌 세포의 활성과 관련되어 있다.

즉, 운동을 꾸준히 하면 만성 염증이 완화되면서 조직의 산화 스트레스가 감소하는 동시에, 산화 스트레스에 대한 대처능력은 강화된다. 그로 인해 피부 노화가 예방되고 멜라닌의 생성이 줄어들어 밝고 건강한 피부를 유지할 수 있게 되기 때문에, 궁극적으로 꾸준한 운동은 아름다운 피부를 갖는데 매우 크게 기여한다고 볼 수 있다.

운동과 안티에이징 마지막
- 시간의 상대성과 몸의 항상성

나는 취미가 마라톤이다. 앞서 '닥터 엔트로피의 3대 운동'에서 말했듯, 달리기는 인간의 기본 중의 기본인, 가장 근본이 되는 운동이라고 생각하기도 한다.

올해 새해맞이 달리기를 하면서, 날씨는 많이 추워졌지만 달리는 신체는 다행히 한국의 겨울에 저항할 수 있을 만큼의 열을 발산하여 무난히 달리는 내 몸을 보며, 문득 다시 생명의 항상성에 대해 생각하곤 했다. 80도씨의 아메리카노는 기온과 함께 차가워지지만, 36.5도씨의 내 몸은 생명의 항상성을 가지고 있어서 영양상태나 운동에 따라 바깥의 추운 기온에 저항하며 내 몸의 열을 유지하는 것이다.

11km 정도를 넘어서면서부터는 팔다리를 번갈아 내딛는 일이 숨 쉬는 일처럼 자연스럽게 느껴지면서, 시간에 대한 감각이 조금씩 무뎌진다. 그렇게 목표한 거리에 어느새 도달하고, 날은 저물어 어두운 밤이 되었다.

시기별로 조금씩 위치를 바꾸지만, 오늘도 해는 동녘 산기슭에서 떠오른다. 과학의 발전에 따라 인류가 달에 가는 것은 가능해졌지만, 해가 서쪽에서 떠오르는 건 불가능하다. 해는 늘 동쪽에서 일정하게 떠오른다.

그렇게 지구의 자전에 365번 반복되어 태양 공전주기상 같은 위치로 돌아오는 것을, 우리는 1년이라고 한다. 이는 태양계의 법칙과 지구의 법칙에 따라 인간이 지정한 시간의 단위이다.

시간은 분명이 시간축을 따라 직선으로 흘러가는데, 이상하게 세월이 갈수록 시간이 점점 빠르게 느껴진다.

시간의 기본 단위인 1초는 특정 조건에서, 세슘-133 원자가 특정 조건에서 방출하는 빛이 9,192,631,770번 진동하는 데 걸리는 시간을 1초로 정의한다.

우리가 지구의 태양 공전주기를 두고 매 라운드마다 숫자를 하나씩 붙여가지만, 시간은 본질적으로 알아서 저절로 흐르는 성질의 것이 아닌 듯 보이기도 한다.

세월이 흐름에 따라 나라는 존재가 점점 고착화 될수록, 시간이 점점 더 빨리 흐르는 듯 느껴지는 것은, 어쩌면 역으로 해가 넘어갈 만큼의 세슘 진동주기 동안(약 $9,192,631,770 \times 86,400 \times 365.2422$) 우리가 적절한 흐름을 만들어내지 못해 생기는 감각이 아닐까 생각하기도 한다.

인류는 300만 년 전에 구석기를, 100만 년 전에 불을 발견하고, 1만 2천 년 전에 최초의 도시 괴베클리 테페가 생길 무렵, 신석기 사용을 시작한다.

현재의 관점으로는 다소 적은 발전에 터무니없이 많은 시간이 걸린 듯이 느껴지지만, 시간이 기본적으로 제자리에서 진동하는 것으로 이해하면, 의아해할 일이 아닌 것 같다.

그러던 우리는 7천 년 전부터 글을 통해 지식을 기록 전수하면서, 점점 더 많은, 점점 더 빠른 시간의 흐름을 만들어냈다.

4500년 전에 피라미드를 만들어 낸 인류는,

2000년 전에 로마 제국을 건설하고,

500년 전에 과학 혁명으로부터

250년 전의 산업 혁명,

증기, 전기, 연소기관, 정보혁명에 이르기까지, 쉼 없이 많은 흐름을 만들어 나
갔다.

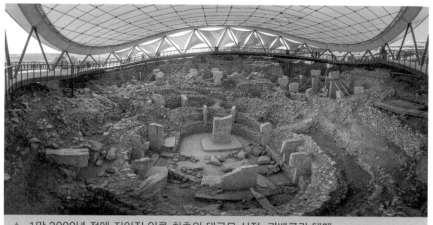

▲ 1만 2000년 전에 지어진 인류 최초의 대규모 신전, 괴베클리 테페

이러한 것을 보면 시간이란, 무의미한 진동을 유의미한 흐름으로 만들어가는
이들에 의해 발생하는 것이 아닐까 생각하곤 한다.

우리는 점점 더 많은 사람들이 더 많은 시간의 흐름을 더더욱 효율적으로 생성
에 나가는 시대에 살고 있다.

물론 모든 흐름이 모두가 원하는 방향으로 흐르지는 않는다. 좌절과 절망을 할
때도 있을 것이다. 하지만 이는 인류 역사도 마찬가지였을 것이다. 멸종 직전까
지 갔던 덕분에 극히 좁은 유전자풀을 가진 인류는 그 멸종위기를 극복해 내고,
지구 역사, 나아가서는 우주 역사로 따지면 엄청나게 짧은 시간 내에 수많은 흐
름을 만들어 냈다.

우리 인류 자체가 바로 생명 역사의 축소판이요, 지구의 축소판이고, 우주의
축소판이다. 몸의 항상성을 유지하는 한, 우리 안에는 멸종위기를 극복하고 무한

한 미래를 그려나갈 힘이 있는 것이다.

영원을 뜻하는 영단어 Forever는 만년 억년 조년에 대한 얘기가 아니다. Forever, 즉, '항상 같음'이다. 즉, '영원'이라는 단어 역시, 항상성(Homeostasis)을 이야기하는 것이다.

우리가 운동을 하고 항상성을 최대한 유지하려는 것 역시, 궁극적으로는 이러한 시간의 흐름 속에 인류 역사의 영원을 지향하며, 무한한 미래를 향해 가기 위한 것이라 생각한다.

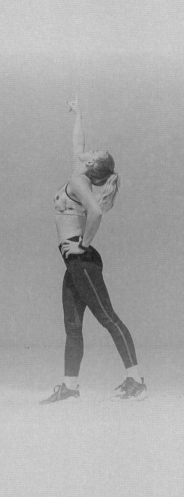

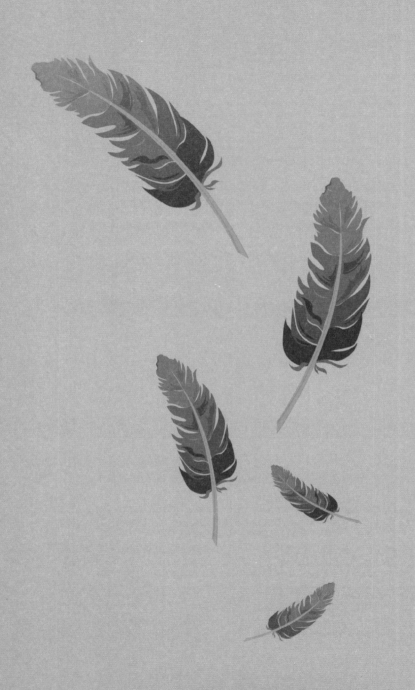

PART

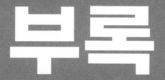

· 피부의 진피란 무엇일까?
· 피지선과 피지의 역할
· 피부 TIP 모음

피부의 진피란 무엇일까?

진피는 피부 부피의 대부분을 차지하는 부위이다. 이 장에선 진피에 대해 알아보도록 하자. 일상에서 크게 필요한 지식은 아니나 피부에 대한 중요한 지식이므로, 진피에 대한 설명을 부록으로 첨가해 보았다.

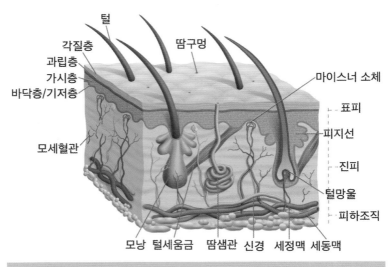

▲ 피부의 층 구조

진피란 무엇일까? 진피는 피부 표피 아래의 결체조직(Connective tissue)으로 신경, 혈관, 표피에서 기원한 표피 부속기를 포함하고 있다.

1. 진피의 구성

진피의 결체조직은 교원섬유 및 탄력섬유 같은 섬유성 조직과 특별한 형체가 없는 기질(Ground substance)로 구성된다. 이들은 모두 섬유모세포(Fibro-blasts)에 의해 만들어진다.

진피 구조는 면역세포를 포함한다.

대식세포, 비만세포는 원래 진피에 존재하는 세포이며 림프구, 형질세포 그 밖에 다른 혈액에서 기원한 백혈구는 다양한 자극에 의해 진피로 들어온다.

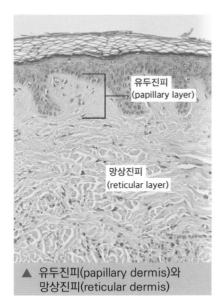

▲ 유두진피(papillary dermis)와 망상진피(reticular dermis)

표피의 바로 밑을 유두진피(Papillary dermis)라고 하며, 피부의 표재성 혈관층 이하에서 피하지방층까지 진피의 부분을 차지하는 부분을 망상진피(Reticular dermis)라고 한다.

진피의 두께는 표피의 15~40배이다.

가장 얇은 경우는 0.5mm(음낭)이지만, 두꺼운 부위는 5mm 이상이다.

얼굴은 평균적으로 1.3mm 정도의 두께를 가진다.

표피와 유두진피(Papillary dermis)에서 수많은 사이토카인과 성장인자를 교환하며, 진피의 기질 성분은 세포막을 투과하는 수용체를 통하여 표피의 세포 골격과 연결되어 있다.

따라서 유두진피는 장벽기능보다는 표피의 영향을 반영하는 부위이며, 혈관이나 전신으로 이행되기 전에 역과장치(Filter)기능이 우세하다.

모낭이나 혈관 주위의 외막 진피도 유두진피와 같은 구조로 만들어져 있다.

그물진피(Reticular dermis)는 진피의 대부분(75%)를 차지하며, 굵은 신경의 아교섬유가 서로 짜인 커다란 다발을 형성한다.

진피는 피부 부피의 대부분을 차지하며 표피에 영양분을 공급하여 표피를 지지하고 강인성에 의해 외부의 손상으로부터 몸을 보호한다.

또한 수분을 저장하는 능력과 체온 조절의 기능이 있으며 감각에 대한 수용체 역할을 하고 표피와 상호작용에 의해 피부를 재생하는 기능도 있다.

2. 진피 콜라겐 섬유 (Collagen Fiber)

교원질은 진피의 주성분이며, 진피 건조중량의 75%, 진피 부피의 18~30%를 각각 차지하며, 피부에 장력(Tensile strength)을 나타내도록 한다.

진피의 섬유아세포, 표피의 각질형성세포, 혈관내피세포, 평활근세포에서 생합성된다.

바깥막 진피는 태아기에 형성되면 가느다란 3형 교원섬유로 이루어진다. 출생 이후 형성되는 교원섬유는 모두 굵은 1형 교원섬유이다.

성인 진피에서는 교원질의 8~90%가 1형이며, 8~12%는 3형이다.

표피-진피경계부와 혈관, 신경, 피부부속기 주위의 교원질은 4형이고, 표피-진피경계부의 고정잔섬유를 구성하는 성분은 교원질 7형이다.

특히 기저막(Basal lamina)의 주요 성분은 교원질 4형으로 알려져 있다.

* 자외선이 진피 내의 섬유아세포에 미치는 영향

진피층에 조사된 자외선은 섬유아세포 내에서 활성산소의 농도를 높여 MAPK 들을 비롯한 세포 내 신호전달 물질들의 활성을 변화시킨다.

또한 활성산소는 콜라겐 생성을 촉진하는 TGF-b의 활성을 감소시키고,

MMP1의 발현에 관여하는 NF-kB와 AP-1을 활성화시킨다.

이 과정으로 MMP1의 활성이 증가하여 진피 섬유아세포의 콜라겐 생성이 감소하고, 진피층의 콜라겐 섬유조직의 분해가 촉진되고, 결국 세포외기질 구조의 파괴를 불러온다. 이로 인해 피부 탄력이 감소하고 주름이 증가하는 광노화 현상이 발생하게 되는 것이다.

3. 진피 탄력섬유(Elastic Fiber)

진피 건조중량의 4%를 차지하며, 힘에 의해 변형된 피부가 원래대로 돌아오도록 피부에 탄력성을 준다.

성숙한 탄력섬유는 일정한 형태가 없는 단백질인 탄력소(Elastin)가 약 90%를 차지하며, 나머지는 미세섬유단백질로 구성되어 있다.

진피의 탄력섬유는 굵기에 따라 옥시탈란 엘라우닌(Oxytalan, elaunin) 성숙한 탄력섬유의 세 종류로 나뉜다.

진피의 가장 위쪽에 있는 옥시탈란섬유는 표피-진피 경계부에서 수직으로 배열된다.

성숙한 탄력섬유는 그물진피에 존재하며, 섬유가 두껍고 교원섬유와 함께 피부 표면에 평행하게 배열되어 있다.

탄력섬유는 10세까지는 충분히 성숙되지 못하여 주로 미세섬유로 구성되어 있으며, 이 미세섬유는 나이가 들어감에 따라 생리적인 노화가 진피 상부부터 점진적으로 진행되어 30-50세가 되면 확연히 감소하고 결국 사라진다.

만성적인 광선노출(또는 마찰, 압력)에 의해서 탄력섬유에 노화 소견인 탄력섬유증 또는 탄력섬유양 변성(Elastosis)이 초래된다.

4. 진피기질 (Dermal Matrix, Ground Substance)

진피 속 세포나 섬유 성분 사이의 공간을 채우고 있는 무정형(Amorphous)의 세포와 물질이다.

물, 전해질, 혈장단백질, 다당류로 구성되어 있으며, 글라이코사미노글리칸 (Glycosaminoglycan;GAGs)와 파이브로넥틴(Fibronectin)과 같은 프로테오글 리칸(Proteoglycans;PGs)을 포함하고 있다.

GAGs는 진피 건조중량의 0.2%에 지나지 않으나, 수분을 자신의 부피보다 1000배 함유할 수 있다.

따라서 기질은 기능은 진피의 염분과 수분의 균형과 바탕질(Ground sub-stance)의 높은 점도는 다른 조직성분을 지지하는 데 도움이 되며, 결제조직 대사를 조절하는 기능도 한다.

PGs와 GAGs는 성장인자(ex bFGF)와 결합하고 세포를 섬유 성분과 연결시켜 서 증식, 분화, 조직 재생, 형태형성에 영향을 미친다.

피지선과 피지의 역할

이번 부록에서는 피지선과 피지의 역할을 알아보도록 하자.

* 피지의 생성 - 피지샘(Sebaceous gland)

피지를 생성하는 피지선은 손바닥과 발바닥을 제외한 전신에 존재한다.

피지선은 대부분 모낭과 연결되어 있고, 작은 관을 통해서 피지를 분비하며, 모낭을 통해 흘러나와, 피부의 표면에서 지질층을 구성한다.

* 피지의 역할

자연적인 피부의 윤기를 만들어내는 피지는 피부 가장 바깥층의 지질 방어막으로, 각질층의 밖에서 수분증발억제, pH 유지, 유해물질로부터 피부를 보호하는 피부 방어기능의 보조적인 역할을 수행한다.

* 피지의 성분

트리글리세라이드(Triglyceride) 왁스 에스테르(Wax ester), 스쿠알렌(Scualene), 콜레스테롤 에스테르(Cholesterol ester), 콜레스테롤(Cholesterol)

등의 성분으로 구성된 피지는, 피부 표면에서 대사과정을 거치면서 조성의 변화
가 발생한다.

피부 각질층 각질 사이를 채우는 각질세포 사이 지질을 구성하는 성분과 많이
다른 성분으로 구성되어 있다.

* 피지선의 분포

이러한 피지선의 크기나 밀도는 개개인의 특성과 인체의 부위에 따라 차이가
있다.

일반적으로 피지선이 가장 크고 밀도가 높은 부위는 얼굴과 두피이다.

두피, 뺨, 코 주변은 $400 \sim 900/cm^2$의 밀도로 피지선이 분포하며, 그 이외에는
약 $100/cm^2$의 밀도를 보인다.

여드름의 호발 부위는 큰 피지선과 연관이 되며, 모발이 매우 작은 경우가 흔
하다.

» 모피지선의 형태에 따른 분류와 여드름의 발생

* 턱수염 모낭(Beard follicle)

: 성모와 연관된 피지선으로, 피지선이 수적으로 적으며, 성모가 내용물을 원
활히 배출하는 길잡이 역할을 하기 때문에, 여드름이 잘 생기지 않는다.

* 피지 모낭(Sebaceous follicle)

: 피지선이 매우 크고 숫자가 많으나, 매우 작은 크기의 털을 가진 모피지선으
로, 대부분의 여드름이 이 형태에서 발생한다.

* 솜털 모낭(Vellus follicle)

: 중간 형태의 피지선 크기와 숫자를 가지며, 작은 연모가 존재한다.

* 나이에 따른 피지선의 활성도 변화

피지선은 출생 시에 잘 발달되어 있다가, 곧 쇠퇴하여 작은 크기로 존재한다.

7세 경에 다시 발달하여 20세 이전까지 지속적으로 피지의 분비가 증가한다.

20대 이후에는 점차 줄어들게 되는데, 60대가 되면 대체로 20대 대비 5~15% 정도의 분비량을 나타낸다.

피지 분비는 남성 호르몬의 영향으로 일반적으로 남성에서 좀 더 활발한 경향을 나타낸다.

Tip 모음

[Tip] 남자에게 딱 한 가지 피부과 시술을 추천한다면?

바로 얼굴 제모이다. 사람에 따라 몇 살 이상 어려 보이고, 피부의 균질함과 톤을 보정하고, 모공을 좁혀주고, 면도로 인한 불필요한 상처나 시간 소요까지 줄여준다.

수염을 기르는 분들이라도, 남기고 싶은 라인 외엔 제모를 통해 관리할 경우, 좀 더 깔끔하고 멋스럽게 중후한 매력을 뽐낼 수 있을 것이다.

[Tip] 접촉성 피부염(Contact dermatitis)의 방지

접촉피부염은 문자 그대로 외부 물질과의 접촉에 의해 발생되는 습진성 피부염이며, 알레르기 접촉 피부염(Allergic contact dermatitis)과 자극접촉피부염(Irritant contact dermatitis)으로 분류할 수 있다. 알레르기성 접촉 피부염의 대표적인 질환은 금속(니켈)이나 옻나무 등에 의한 피부염을 들 수가 있고, 자극성 접촉 피부염의 대표적인 질환은 주부습진을 들 수가 있다. 물론 가장 중요한 건 원인 물질에 대한 노출(접촉)을 피하거나 최소화는 것이다. 하지만 피부는 인체 외부와의 경계이기 때문에 완전히 피하기는 어렵다.

뻔한 이야기지만 중요한 것은 결국 평소의 피부 관리이며, 이 관리의 핵심은 역시 '보습'이다. 피부 장벽이 손상된 경우와 그렇지 않은 경우, 항원이 실질적으로 피부에 흡수되는 정도는 매우 다르다. 피부 장벽이 튼튼하면, 그렇지 않은 경우와 대비해서 외부 항원이 각질층을 넘어서 진입하는 비율이 적어진다. 주부습진으로 고생하는 사람들에게 핸드크림을 자주 바르라고 하는 이유는 피부장벽을 튼튼하게 관리해서 외부 물질이 침투되는 정도를 감소시키는 핵심적인 예방법이라 할 수 있다.

[Tip] 콜라겐 부스터의 원리

바다 입장에선 인공물이 끼어든 것일 침몰선은, 바닷속 생태계 구축의 밑거름이 되기도 한다.

산호나 해면 같은 많은 해양 생물은 물에 부유하는 입자에 의존하여 먹이를 얻는데, 난파선은 이러한 유기체가 성장할 수 있는 단단한 표면을 제공하여 산호와 해면의 사회가 이루어지도록 한다. 이렇게 산호와 해면 마을이 생기면 이후 플랑크톤, 작은 물고기, 갑각류 등 다양한 종류의 바다생물이 유입되고, 이런 생물들은 다시 더 큰 포식자를 유인하여, 다양한 먹이 사슬의 생태계를 조성할 수 있다.

PDLLA와 같은 콜라겐 부스터 시술은 이와 비슷한 원리로 피부 환경을 풍요롭게 만들어 준다. 수많은 구멍을 가진 스펀지 형태의 동글동글한 솜사탕 같은 분자는 피부 진피 내에서 자체적으로 부피를 차지하여 피부의 치밀도를 개선시켜 주고, 콜라겐 생성을 자극해 수많은 자체 콜라겐 섬유를 합성할 수 있도록 도와준다.

바다에 끼어든 인공물이 바다를 오염시키거나 망치지 않고 때론 오히려 생태계를 풍요롭게 하듯이, 부스터는 피부 생태계를 풍요롭게 하기 위한 장치라고 할 수 있다.

[Tip] 올바른 세안법

올바른 세안의 핵심은 노폐물과 먼지를 제거하고 피부장벽을 보호하는 것이다.

낮 동안 특별한 오염원에 노출되지 않는다면, 기본적으로 세안은 하루에 두 번 한다.

아침에 일어나서 밤 동안 몸에서 나온 분비물을 씻어내고 그리고 자기 전에 낮 동안 발생한 노폐물과 외부에서 온 먼지 등을 씻어낸다.

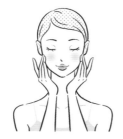 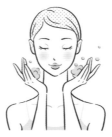 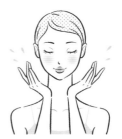

순서 :

1. 손에 묻은 오염물이 얼굴에 묻지 않도록 세안 전에 손을 먼저 씻는다.

2. 뜨거운 물은 피부를 자극하고 건조하게 만들 수 있기 때문에, 미온수로 세안한다.

3. 페이셜 클렌저를 손으로 거품을 내어 얼굴에 도포하고 약 1분간 마사지한다. ※부드럽게 문지르는 것이 중요하다.

4. 얼굴을 잘 헹구되 세게 문질러서 헹구지 않도록 한다.

※ 세게 문지를 경우 염증을 일으키고 피부 장벽을 손상시킬 수 있다.

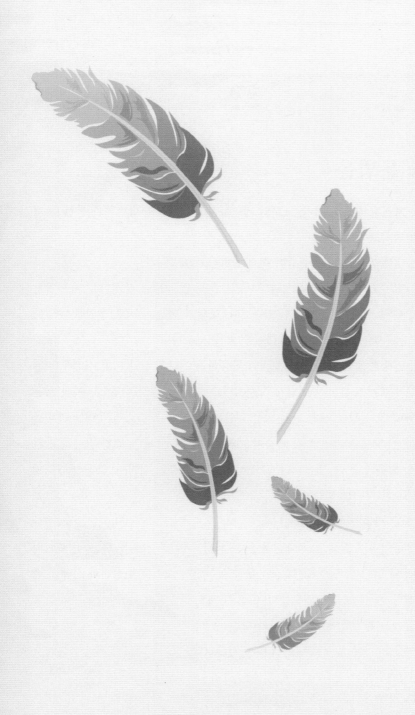

후기

** 저자 문범윤 **

자연을 거스를 수는 없지만, 노화의 개념과 안티에이징의 방법들이 점점 더 명료하게 밝혀지고 있습니다.

인생에 대해 가지고 있는 컨셉이 점점 변화하고 있습니다.

어린 시절 즐겨 하던 마리오 게임의 마리오는 수없는 반복 플레이를 해도 같은 조건으로 다시 게임을 진행할 수 있습니다. 노화가 없는 마리오 게임은 수없는 좌절에도 계속해서 희망적으로 플레이를 할 수 있습니다.

하지만 인생은 조금 다릅니다. 노화가 작용하는 인간의 삶은 어떤 시점부터 원하는 목표지점에 도달하기 어렵게 느껴지기도 합니다. 적절한 안티에이징 생활습관을 통해 그 상황을 헤쳐 나갈 힘을 얻을 수 있습니다. 그러면 우리는 게임을 지속해 나갈 수 있습니다. 마치 목숨이 여러 개인 마리오처럼, 절망 끝에서도 다시 일어설 힘을 얻을 수 있습니다. 그래서 건강이 소중한 것이며, 그래서 안티에이징이 중요한 것이라 생각합니다.

문득, 지난 저의 인생을 돌아봅니다.

과학을 좋아하던 학생, 의과대학을 나온 의사, 피부과 시술을 하는 피부과 의사, 웨이트와 달리기, 댄스 등 다양한 운동을 하면서 스스로의 정신과 신체의 변화를 체험한 한 제 모습이 떠오릅니다. 힘들 때도 있었지만, 나 자신을 관리하고 다른 사람들을 관리하며, 그리고 나와 다른 사람들이 더 나은 모습으로 살 수 있다는 희망을 가지며, 앞으로 나아갈 수 있었습니다.

나 자신을 소중하게 관리하는 한, 우리 모두에게는 오늘부터 다시 인생을 설계하고 방향을 바꿔 나갈 힘이 있습니다. 이 책은 그 힘을 이끌어내기 위해 엮어본 불완전한 레시피의 엘릭서입니다. 이 레시피가 여러분에게 뜻깊게 다가갔으면 좋겠습니다.

** 기획작가 **방주** **

"피부과 의사도 의사다."

너무 지나치게 당연한 이 명제를, 저는 잊고 있었습니다. 저에게 아마도 '피부과' 특히 '미용 중심의 피부과'에 대한 이미지는 '조금 더 전문적인 피부관리샵' 정도의 이미지였을 것입니다. 때문에 의료계 인터뷰어가 필요한 작업을 할 때, 지인이었던 문범윤 원장에 대해 '문범윤 원장은 의사다'라는 정보를 떠올리는 데 시간이 걸릴 정도였습니다.

사실 의술이란 무엇인가? 라는 질문을 한다면, 그것의 근본은 '안티에이징'이라 할 수도 있을 것 같습니다. 타고나게 생물학적 취약성이 있는 사람들을 건강하게 만드는 것뿐만 아니라, 노쇠하여 문제 생기는 모든 것들을 막고 쾌적한 삶을 유지케 하는 것이 의사의 본분이라 본다면, 미용 목적 시술을 포함한 피부과 전반도 인체의 최전방인 '피부'의 안티에이징을 위한 최전선에 있는 의료전사라고 할 수도 있겠다는 생각이 들었습니다.

의료 문외한 글쟁이로서는 그러한 깨달음이 신선하게 다가와 재미를 느끼게 되어, 이 책을 기획하게 되었습니다.

이렇게 기획해 낸 컨텐츠가 여러분에게 보람 있고 재미있길 바랍니다.

아름다움을 위한
피부와 건강

인쇄일	2024년 4월 1일
발행일	2024년 4월 5일
저 자	문범윤
기획작가	방 주
발행처	뱅크북
신고번호	제2017-000055호
주 소	서울시 금천구 가산동 시흥대로 123 다길
전 화	(02) 866-9410
팩 스	(02) 855-9411
이메일	san2315@naver.com

＊ 지적 재산권 보호법에 따라 무단복제복사 엄금함.
＊ 책값과 바코드는 표지 뒷면에 있습니다.

ⓒ 문범윤 · 방 주, 2024, Printed in Korea